# 黄煌经方实践与发挥

## ——辨方证是辨证的尖端

毕礼明　编著

黄　煌　审阅

U0239913

北京科学技术出版社

**图书在版编目（CIP）数据**

黄煌经方实践与发挥：辨方证是辨证的尖端 / 毕礼明编著；黄煌审阅 . — 北京 : 北京科学技术出版社 , 2020.10（2025.1 重印）

ISBN 978-7-5714-0812-1

Ⅰ . ①黄… Ⅱ . ①毕… ②黄… Ⅲ . ①经方—研究 Ⅳ . ① R289.2

中国版本图书馆 CIP 数据核字 (2020) 第 032611 号

---

策划编辑：刘　立
责任编辑：张　洁　周　珊
责任印制：李　茗
封面设计：源画设计
出 版 人：曾庆宇
出版发行：北京科学技术出版社
社　　址：北京西直门南大街 16 号
邮政编码：100035
电　　话：0086-10-66135495（总编室）
　　　　　0086-10-66113227（发行部）
网　　址：www.bkydw.cn
印　　刷：三河市国新印装有限公司
开　　本：710 mm × 1000 mm　1/16
字　　数：126 千字
印　　张：9.75
版　　次：2020 年 10 月第 1 版
印　　次：2025 年 1 月第 5 次印刷
ISBN 978-7-5714-0812-1

---

定　　价：49.00 元

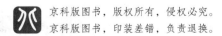

# 内容提要

　　本书作者讲述了跟师黄煌教授学习经方以来，深入研究经方、临床实践经方的历程，尤其是在急诊科成功运用黄煌经方思想解决了现代医学不能解决的问题，深切感受到了经方的魅力，甚至认为急诊科是可以让经方发挥到极致的地方。本书作者通过自己大量的临床案例，阐释了黄煌教授提出的方－病－人的经方用方思路，验证了"辨方证是辨证的尖端"，以及黄煌教授独树一帜的"方人""药人"思想。本书为临床医生运用经方治病提供了很好的指导思路，同时也适合广大的中医初学者、中医爱好者阅读。

# 黄　序

  这是一本青年中医才俊撰写的经方普及著作，没有晦涩难懂的理论，没有半文半白的文字，没有虚玄蹈空的学说，而代之以通俗易懂的解说、流畅生动的文字，以及浅近实用的方药知识。《黄煌经方实践与发挥——辨方证是辨证的尖端》用别开生面的视角、贴近生活的气息，为广大的中医同道以及经方爱好者提供了一本了解中医、了解经方的通俗读物，值得一读！

南京中医药大学国际经方学院　黄　煌

2020 年 7 月

# 吴　序

中西并举，与古维新；根于经典，生生不息。

礼明与我是大学同窗，我俩志趣相投。在大学时我们就经常讨论乃至争论甚至是争吵关于中医的一些问题。现在看来当时很青涩幼稚，但是，就是在本科阶段我们就树立了一个坚定的信念：中医是要能看病的，绝对不是耍嘴皮子的功夫。

每年寒暑假后，我们回到学校都会讲讲自己在老家给人看了什么病，有什么效果，一方面是印证自己的所学，一方面也是互相鼓励打气。当时网络尚不发达，自己也很难接触到临床大家，我们都是照本宣科、按图索骥地来看病，居然也有点效果。也许，从那时起，走临床的路子、唯疗效是求的信念就已经生根发芽。

本科毕业后我没有考上研究生，直接进入军队卫生系统工作，进入闭门造车的模式。礼明考上了南京中医药大学的研究生，开始了他的学术之路。礼明是我和外面的中医学界联系的唯一纽带。他经常指导我看书，分享他的体会心得。黄煌教授的大作也是经他推荐我才得见的！有一年在外执勤，不能外出，无书可读，礼明给我寄了一本厚厚的《叶天士医案大全》。学习临床家、学看病永远是我们之间共同的认识。我们从来不谈论什么实验模型，也从来不讲什么中医文化久远之类的空话，我们聊天的主题永远是临床疗效，谈理论的话一定是要直抵《黄帝内经》《难经》《伤寒论》。

礼明在医院西医西药的主流治疗方法中，始终坚持使用中医，寻隙抵暇，机会抓得准，用方用得巧，以坚定的中医信念、灵活的手段，鉴

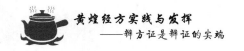

往知来，不讳言中医之短，不夸大西医之长，唯以临床疗效为准，以病人身体健康为念，取得非常好的成绩。

礼明治学严谨，我经常笑他把科普的小文章写成论文。这本书中的很多文章我都读过，这次拿到书稿，又读了一遍，仍然受益良多。比如在现在的医疗环境中，怎么最大程度地发挥中医药的长处，避免漏诊、误诊，或是误用药物，这本书做了很好的示范。

这本书，一招一式都来自临床实践，且被证明是有效的；像一台思维摄像机，把礼明诊疗时的思考过程摄录了下来，原原本本地呈现在大家面前，真正的"无所隐乎二三子"；虽然并不完美，但浑金璞玉，自然有其天然之姿，若有叩之者、拭之者，自然能知其鸾凤之音、金玉之章。

这就是我的读书体会。

非著名小中医　吴　俊

2020 年 7 月

# 前　言

我是在 2015 年开始接触黄煌经方，并在无锡市中医医院领导的推荐下跟师黄煌教授的。黄煌教授提出的方－病－人经方诊疗体系一下子吸引了我。没有太多时间跟诊，我就反复读黄煌教授的书，看黄煌教授的讲课视频或者听其音频。很多科室主任认为我对经方的学习已经"走火入魔"了。学习经方不能仅仅停留在理论上，必须要应用于临床。于是，急诊室、血透室、病房甚至公交车都成了我实践黄煌经方的场所，而且运用经方获得的疗效给我带来了极大的成就感！

急诊科是实践经方的最佳场所，为什么这么说呢？因为病人的表现往往有与其相应的非常典型的方证，如有呕而发热的小柴胡汤方证，有按之心下满痛的大柴胡汤方证，有呕而肠鸣、心下痞的半夏泻心汤方证，有心气不足、吐血、衄血的泻心汤方证，有外感化热的退热汤合麻杏石甘汤方证。

血透室里的病人是一类特殊人群，因为存在很多并发症，所以多数人生活质量差，他们往往无尿，中医汤剂能否使用都是一个问题。但从肾病专科医师角度来说，这些病人仍然可以使用中药饮片，最好浓煎取汁。如透析中发生肌肉痉挛可以考虑使用芍药甘草汤；透析后发生透析失衡综合征可以考虑使用五苓散；肾性骨病和腰背疼痛可以考虑使用肾气丸、甘草干姜茯苓白术汤；透析中低血压可以考虑使用四逆汤。

我自从接触黄煌经方后，就感觉经方并不像之前那样难学了，只要对经典方证、适用疾病、体质辨识熟悉就可以了。另外，在黄煌教授对"方人""药人"（具体概念见正文）特点描述的基础上，我进一步简化

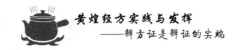
了"方人""药人"的特点，如麻黄人的闭塞、桂枝人的娇嫩、半夏人的完美、柴胡人的狭隘、黄芪人的绵柔、大黄人的积滞，等等。黄煌教授常常把女性体质比作不同的玫瑰，并用相应的经方调理，比如"火玫瑰"用荆芥连翘汤、"黄玫瑰"用当归芍药散、"白玫瑰"用小柴胡汤、"枯玫瑰"用温经汤。

黄煌教授在指导我们临床使用经方的同时，也鼓励我们使用针灸，尤其是针刺治疗，因为针刺起效快。病人在就诊时如果很多症状在诊室就能够得到缓解，那么病人对医者的信任度会增强，同时医者的信心也会增强。

感谢黄煌教授带领我们走进了精彩的经方世界！

毕礼明

2020 年 7 月

# 目　录

# 第一部分 黄煌经方与临床实践

2017 年 8 月份我再次进入急诊科轮转学习。一晃两年多过去了，这两年多来，我对经方入迷了，因为它太有魅力了！有些主任认为我已经"走火入魔"了，我说没有，因为我在对经方入迷的同时，还能非常清醒地认识到现代医学也有很多的优势，面对临床问题时，我也会去查阅国内外文献，了解相关的新进展，学习相关的新知识。当然，现代医学也有很多不足，很多时候，现代医学不能解决的问题，经方能够解决，这对现代医学来说无异于雪中送炭！而且经方也能让现代医学锦上添花。

我刚进入急诊科的第一天就在抢救室，一开始还有点不适应，但是后来很快就适应了。在既往急诊思维反复训练和经方临床思维不断实践的前提下，我更清楚地认识到急诊科是可以让经方发挥到极致的场所。这里的病人表现有发热、腹痛、胸痛、中风、意识障碍、小便不利、大便不通、气喘、咯血、呕血等，相应方证常常非常清晰和典型，病人当时的状态也非常"标准"，而疾病也多能快速诊断，这正符合黄煌教授提出的方－病－人的用方思路。在这里，我深切地体会到急诊思维与经方思维是相通的。黄煌教授曾经讲过"张仲景是最早的 ICU 主任"，这非常有道理，但我更觉得"张仲景是最早的急诊科主任"。

急诊科门诊里的病人一半以上都是发热的病人。例如急性扁桃体炎，病人发热、咽痛，且发热多已持续 2~3 天了，这时候我多用退热方合桔梗甘草汤。再如急性上呼吸道感染，病人出现恶寒发热、鼻塞、流鼻涕，

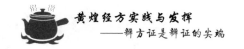
强壮一点的病人我给用葛根汤，虚弱一点的就给用桂枝汤。急性胃肠炎表现为呕而发热，我就用小柴胡汤；伴有腹胀腹泻、呕吐的，则用半夏泻心汤或者甘草泻心汤。急性肠炎伴有腹痛腹泻、发热，我还可能会选择葛根芩连汤。妇人月经期的发热，我多选用小柴胡汤；肺炎，多选择麻杏石甘汤加减；胆囊炎、胆囊结石，多选择大柴胡汤。

## 小柴胡汤

伤寒五六日，中风，往来寒热，胸胁苦满，嘿嘿不欲饮食，心烦喜呕，或胸中烦而不呕，或渴，或腹中痛，或胁下痞硬，或心下悸，小便不利，或不渴，身有微热，或咳者，小柴胡汤主之。（《伤寒论》第96条）

妇人中风，七八日续得寒热，发作有时，经水适断者，此为热入血室，其血必结，故使如疟状，发作有时，小柴胡汤主之。（《伤寒论》第144条）

血弱气尽，腠理开，邪气因入，与正气相搏，结于胁下。正邪分争，往来寒热，休作有时。嘿嘿不欲饮食。脏腑相连，其痛必下，邪高痛下，故使呕也，小柴胡汤主之。（《伤寒论》第97条）

小柴胡汤方：柴胡半斤，黄芩三两，人参三两，半夏半升（洗），甘草（炙）、生姜各三两（切），大枣十二枚（擘）。上七味，以水一斗二升，煮取六升，去滓，再煎取三升，温服一升，日三服。若胸中烦而不呕者，去半夏、人参，加瓜蒌实一枚；若渴者，去半夏，加人参合前成四两半，瓜蒌根四两；若腹中痛者，去黄芩，加芍药三两；若胁下痞硬者，去大枣，加牡蛎四两；若心下悸，小便不利者，去黄芩，加茯苓四两；若不渴，外有微热者，去人参加桂枝三两，温覆微汗愈；若咳者，去人参、大枣、生姜，加五味子半升，干姜二两。（《伤寒论》）

黄煌教授认为小柴胡汤是古代的退热消炎剂、经典的和解方，是治疗发热性疾病处在迁延期的常用方，适用于以往来寒热、胸胁苦满、心烦喜呕、默默不欲饮食为特征的疾病。

小柴胡汤体质特点：体形中等或偏瘦，面色微暗黄，或青黄色，或青白色，缺乏光泽；肌肉比较坚紧；主诉以自觉症状为多；对气温等外界环境的变化敏感，四肢多冷，情绪波动较大，食欲易受情绪的影响；女性月经周期不准，经前多见胸闷、乳房胀痛、结块等，胸胁部苦闷感或有压痛，易于恶心呕吐；易患发热性疾病、过敏性疾病、结核性疾病、内分泌疾病、肝胆系统疾病、神经系统疾病、精神性疾病，疾病多反复且容易慢性化。

这是一个抢救室的夜班。急诊重症监护室里有一位老太太，因发热、咳嗽咯痰伴有恶心呕吐入院，入院后最高体温 39.2℃，白班医生已经查了很多指标，考虑是呼吸道感染、脑梗死、高血压，已经给予了抗感染、控制血压、脑保护治疗。我接班后，发现病人还是有发热，体温在 38.5℃以上，用了物理降温却没效，关键问题是病人还有呕吐。再看看这位老太太，神情有点淡漠，身热，时有恶寒，口唇红，舌质淡红，脉弦数。《伤寒论》中有条文："呕而发热者，小柴胡汤主之。"发热又呕，多是少阳病，就用小柴胡汤。晚上中药房是关门的，拿不到中药。急诊药房虽有成药小柴胡颗粒，但是药力太轻了，说明书上说，小柴胡颗粒用量为每次 2.5g，每天 3 次，这怎能退热啊？依我的经验，将小柴胡汤用于退热，一般仅仅柴胡一味药就使用 20~30g，但整袋小柴胡颗粒才 2.5g，有什么用呢？我冒着被主任批评的风险跟病人家属说，用热水冲 4 袋小柴胡颗粒，趁热喝。另外，我还开了一粒布洛芬，并和护士交代，病人喝小柴胡颗粒 2 小时后如果体温下降至 38.5℃以下就不再让其服用布洛芬了。病人服用小柴胡颗粒后没有再发生呕吐，体温也逐渐下降，后来我又让病人喝了 2 袋小柴胡颗粒。在我值夜班期间，病人体温降至 37.4℃，布洛芬自然也没有用武之地了。

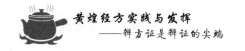
# 小柴胡汤合小承气汤

## 小承气汤

若汗多，微发热恶寒者，外未解也，一法与桂枝汤。其热不潮，未可与承气汤。若腹大满不通者，可与小承气汤，微和胃气，勿令至大泄下。（《伤寒论》第208条）

阳明病，潮热，大便微硬者，可与大承气汤；不硬者，不可与之。若不大便六七日，恐有燥屎，欲知之法，少与小承气汤。汤入腹中，转矢气者，此有燥屎也，乃可攻之；若不转矢气者，此但初头硬，后必溏，不可攻之，攻之必胀满不能食也。欲饮水者，与水则哕。其后发热者，必大便复硬而少也，以小承气汤和之。不转矢气者，慎不可攻也。（《伤寒论》第209条）

阳明病，其人多汗，以津液外出，胃中燥，大便必硬，硬则谵语，小承气汤主之。若一服谵语止者，更莫复服。（《伤寒论》第213条）

阳明病，谵语，发潮热，脉滑而疾者，小承气汤主之。因与承气汤一升，腹中转气者，更服一升；若不转气者，勿更与之；明日又不大便，脉反微涩者，里虚也，为难治，不可更与承气汤也。（《伤寒论》第214条）

太阳病，若吐、若下、若发汗后，微烦，小便数，大便因硬者，与小承气汤和之愈。（《伤寒论》第250条）

得病二三日，脉弱，无太阳柴胡证，烦躁，心下硬。至四五日，虽能食，以小承气汤少少与微和之，令小安。（《伤寒论》第251条）

下利，谵语者，有燥屎也，宜小承气汤。（《伤寒论》第374条）

大黄四两（酒洗），厚朴二两（炙，去皮），枳实三枚（大者，炙）。上三味，以水四升，煮取一升二合，去滓，分温二服。初服当更衣，不尔者尽饮之，若更衣者勿服之。（《伤寒论》）

急诊抢救室里有一些病人病情还是非常危重的，多伴有昏迷，这时多需要鼻饲进行营养支持，但是这些病人常常又合并胃肠功能障碍，出现便秘、胃潴留，西医的处理多是给予一点促胃动力药物、通便药物。经方在这里也有可以切入的点。

这是一位在急诊抢救室住了一周的老太太，她因为发热、咳嗽入院，入院后因肺部感染、呼吸衰竭、感染性休克，接受抗感染、呼吸机辅助通气、升压等处理。如今病人病情还算平稳，但是有一个问题，胃管打入营养物时排空出现了障碍，营养物注入1小时后还能抽出原来的量。再听听病人的肠鸣音，每分钟也就1~2次，且病人已经3~4天没有排便了。再看看这老太太，在呼吸机支持下，表情淡漠，形体消瘦，腹部还算软，没有抵抗，但是腹壁比较薄，脉弦细。这位老太太体内有积滞，需要使用大黄类泻下方，但是人非常虚弱。想一想，病人虽胃内排空差，但人还算安静，属于默默不欲饮食，就用小柴胡汤合小承气汤吧。颗粒剂。柴胡12g，黄芩10g，半夏12g，党参30g，干姜9g，生白芍10g，大黄6g，枳壳6g，厚朴6g。打入中药后4小时，病人排稀便约500ml，同时胃的排空也加快了，胃中的残留物明显减少，可以继续注入营养物了。

胃潴留属于积滞，大便3~4日未解同样属于积滞，使用大黄类方应该没有问题。但是再看看这位病人的全身状况，虚证明显，治疗上通便攻邪、扶正补益应该同时展开，故予以小柴胡汤合小承气汤加减。在三承气汤中，小承气汤力量最弱。该病人有柴胡证的表现，那到底是用大柴胡汤还是小柴胡汤呢？如果此人为青壮年，体格壮实，腹部膨隆有抵抗，那就可以直接用大柴胡汤了，但是这位病人并不具备大柴胡汤体质特点，所以这时候我也只能试探，使用小柴胡汤合小承气汤。

## 大柴胡汤

太阳病，过经十余日，反二三下之，后四五日，柴胡证仍在者，先

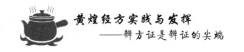

与小柴胡汤；呕不止，心下急，郁郁微烦者，为未解也，与大柴胡汤下之则愈。（《伤寒论》第103条）

伤寒十余日，热结在里，复往来寒热者，与大柴胡汤；但结胸，无大热者，此为水结在胸胁也。但头微汗出者，大陷胸汤主之。（《伤寒论》第136条）

伤寒发热，汗出不解，心中痞硬，呕而下利者，大柴胡汤主之。（《伤寒论》第165条）

按之心下满痛者，此为实也，当下之，宜大柴胡汤。（《金匮要略》）

柴胡半斤，黄芩三两，半夏半升（洗），枳实四枚（炙），芍药三两，生姜五两，大枣十二枚（擘）。上七味，以水一斗二升，煮取六升，去滓，再煎。温服一升，日三服。一方加大黄二两，若不加，恐不为大柴胡汤。（《伤寒论》）

黄煌教授认为大柴胡汤是古代治疗宿食病的专方，有止痛、除胀、通便、降逆、清热的功效，适用于以上腹部按之满痛为特征的疾病的治疗和实热性体质的调理。

大柴胡汤体质特点：体格壮实，以中老年较多；上腹部充实饱满，胀痛，进食后更甚，按压轻则为抵抗感或不适感，重则上腹部有明显压痛、腹肌紧张；多伴有嗳气、恶心或呕吐、反流、便秘、舌苔厚等；易患高血压、高脂血症、肥胖、胆囊炎、胆石症、胰腺炎、支气管哮喘等。

黄煌教授说，张仲景非常清晰地描述了大柴胡汤的腹证，"按之心下满痛者，此为实也，当下之，宜大柴胡汤"。现在很多中医临证时没有触诊，也不摸脉，就靠问诊，从头问到尾。张仲景当时看病要摸肚子，如果病人痛得不得了，医生一摸肚子，发现上腹部"按之满痛"，就用大柴胡汤，非常有效。所以我们在用大柴胡汤的时候，一定要让病人躺下来，再按一按他的上腹部。当我们医生手指触诊时存在一种抵抗感，病人也感到疼痛，甚至拒按的时候，我们就可以考虑用大柴胡汤了；但反过来如果病人肚子软软的，我们按时像按在棉花枕头上一样，那再使用大柴胡汤就要注意了。

急诊科的腹痛非常常见，有比较轻的胃肠炎所致腹痛，也有致死性的心肌梗死、主动脉瘤、主动脉夹层、肺栓塞、脏器破裂、宫外孕等所致腹痛。急诊科临床遇到腹痛首先需要排除的是致死性疾病所致腹痛。心肌梗死所致腹痛的病人有可能会突然发生心跳骤停（通常是心室颤动），进而猝死。还有病人由于疼痛剧烈，常常会要求先给予止痛治疗，这样可能会导致病情被掩盖。因此一定要学会鉴别腹痛的性质、病位、成因。

临床中，我根据大柴胡汤体质的特点，使用大柴胡汤成功治疗了多例尿路结石的案例。

2017 年 8 月 16 日上午，门诊来了一位 20 多岁的小伙子，左手压着肚子右手压着腰部，头上冒着汗珠，发出阵阵痛苦的呻吟声。他说当日上午 8 点突然出现右侧腹痛、腰痛，难以忍受，还出现了尿色发红的现象，于是先到我院普通内科就诊，门诊医生认为病情比较急，告诉病人可能要输液治疗，但是门诊不能进行静脉补液治疗，故建议他来急诊科处理。小伙子体格壮实，一米八的个子，皮肤稍暗，右中上腹部有压痛，右侧腰部有叩击痛，有恶心、欲吐，有便意却又不能解出，疼痛阵发性加重，心烦不安，坐也不是，站也不是。舌暗红，苔黄腻，脉弦。病人是大柴胡汤体质，有大柴胡汤的方证特点。遂处方大柴胡汤：柴胡 12g，大黄 6g，枳壳 12g，生黄芩 10g，法半夏 12g，生白芍 30g，甘草 6g，金钱草 45g。颗粒剂，温水冲服。我让病人先服药、多喝水，同时憋尿去做泌尿系统的 B 超检查，做完 B 超再去查尿常规。前后过了 1 个小时左右，病人及家属拿着报告过来，我注意到病人的痛苦已经基本消失了，双手也没有再按压腰腹部了，心中窃喜病人的疼痛通过大柴胡汤治疗后缓解了。再一看报告，右肾积水，右侧输尿管扩张，可见 9mm × 9mm 大小的结石，尿常规示隐血（+++），白细胞（+）。后又建议病人继续服用大柴

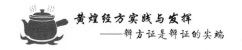

胡汤并且跳绳。因为急诊科随访比较难，所以这位病人后来的情况变化我也并不知道，但是我知道大柴胡汤很快缓解了他的痛苦。这里面有一点值得注意，芍药甘草汤相当于西医的间苯三酚，可缓急止痛。

大柴胡汤也是治疗胆囊炎、胆囊结石的好方子。

周某，女，57岁，2016年5月31日在透析过程中出现右上腹疼痛明显，阵发性加重，出汗，无发热，无胸满气喘，有恶心，无呕吐。追问得知，其前一天即有恶心、纳差。当时查体，病人体壮，疼痛烦躁，体温36.5℃，上腹部饱满，右上腹压痛，墨菲征阳性。舌质淡红，苔白腻，脉弦。既往有糖尿病、糖尿病肾病、高血压、尿毒症、胆囊结石病史。血常规示中性粒细胞比例77.8%，心电图大致正常。肝功能：总胆红素26μmol/L，谷丙转氨酶435.5U/L，谷草转氨酶588.1U/L。C反应蛋白1.7mg/L。当时考虑是胆囊结石伴胆囊炎急性发作，但是胆红素稍微偏高，肝损害明显——好像不好用胆囊炎和胆囊结石解释。这个暂时不管，病人表现为大柴胡汤证，就用大柴胡汤治疗。处方：柴胡10g，半夏10g，黄芩10g，大黄10g，枳壳10g，白芍30g，甘草10g，桂枝10g，姜5片，枣5枚。2剂。我当时建议病人住院，但病人家属考虑需要转诊，不同意住院，我只好嘱咐病人先服中药，如果症状持续则立即就诊。当天下午病人自诉症状加重，但是服用中药后疼痛即缓解，次日未发。

2016年6月2日病人复诊，无腹痛，自觉皮肤瘙痒，无皮疹，纳差，大便调，舌质淡红，苔薄白，脉滑，右上腹部压痛消失。复查肝功能：总胆红素8.4μmol/L，谷丙转氨酶373.4U/L，谷草转氨酶90.9U/L。原方加荆芥、防风、地肤子、乌梅止痒。处方：柴胡10g，半夏10g，黄芩10g，大黄10g，枳壳10g，白芍30g，甘草10g，桂枝10g，地肤子15g，荆芥10g，防风10g，乌梅10g，姜5片，枣5枚。4剂。

2016年6月7日病人皮肤瘙痒、纳差好转，无腹痛，时有心悸，易出汗，舌质淡红，苔白腻，脉弦滑，复查肝功能：总胆红素5.8μmol/L，谷丙转氨酶 58.5U/L，谷草转氨酶 13.2U/L，基本恢复正常。前次方，去乌梅，白芍减量为 10g，甘草减量为 5g，隔日服用。

此病人疑患有胆囊炎、胆囊结石，但是实验室指标并不支持，转氨酶的指标比胆红素升高得明显，我后来请教消化科专家才得知，病人可能是因感染累及毛细胆管并影响到肝细胞，从而出现明显肝损害。病人有大柴胡汤证表现，故用大柴胡汤治疗。初始重用白芍，取芍药甘草汤解痉止痛。病人服药当日症状消失，一周后肝损害基本复常。由上可知，方证对应还是非常重要的，也是取效的关键。

## 半夏泻心汤

伤寒五六日，呕而发热者，柴胡汤证具，而以他药下之，柴胡证仍在者，复与柴胡汤。此虽已下之，不为逆，必蒸蒸而振，却发热汗出而解。若心下满而硬痛者，此为结胸也，大陷胸汤主之。但满而不痛者，此为痞，柴胡不中与之，宜半夏泻心汤。（《伤寒论》第 149 条）

呕而肠鸣，心下痞者，半夏泻心汤主之。（《金匮要略》）

半夏半升（洗），黄芩、干姜、人参、甘草（炙）各三两，黄连一两，大枣十二枚（擘）。上七味，以水一斗，煮取六升，去滓，再煎取三升，温服一升，日三服。（《伤寒论》）

黄煌教授认为，半夏泻心汤是古代治疗痞病的专方，有止呕消痞的功效，适用于以心下痞、呕吐、下利而烦为主要表现的疾病。现代研究表明，其具有调节胃肠功能、保护胃黏膜、抗溃疡发生、抑制幽门螺杆菌等的作用。

半夏泻心汤体质特点：营养状况较好，唇红，舌红苔多黄腻，大多数为青壮年病人；容易出现口腔黏膜溃疡，女性月经期溃疡多发或加重；伴有消化道症状，如上腹部不适或者疼痛、腹泻或有腹泻倾向等；有焦虑倾向，大多伴有睡眠障碍，情绪多急躁，或心悸、期前收缩、胸闷等。

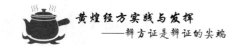
酒后胃中的不适，我多选择用半夏泻心汤来调理。

亲戚朋友聚会，喝点小酒还是可以的，但醉酒则易坏事。我在急诊科见过很多醉酒的病人，如一位小伙子半小时喝了约700ml 50°的白酒，过了半小时即意识不清，也狂吐不止；还有一位小伙子，酒后不慎跌倒了，神志不清，本来以为是受到了酒精麻醉，可是一查CT居然有脑出血；最倒霉的是，有个醉酒病人跟他的同学聚会，估计喝了不少，不巧的是那天大雨，同学把他送到小区门口就走了，他想在小区门口解决内急，却不慎滑入河道而亡。几乎每次急诊晚班都能遇到几个醉鬼，有爱武者，还有文醉汉，这两种人都会让人心惊胆战。爱武者，怕他跌倒或伤及无辜；文醉汉，担心他合并脑病、窒息、误吸等。要知道严重酒精中毒也是会导致死亡的。对于急性酒精中毒的处理，主要是保护脏器、水化、催醒、促进酒精转化等。我处理时多不使用催醒的药物，而是用针刺。一般有两种方法：一个是针刺水沟穴，针后大部分病人会很快苏醒；还有一个就是用维生素B$_6$在臀大肌处肌内注射，此属于中医水针的范畴。经过这两个部位的刺激后，病人会清醒很多。

对于酒后胃中的不适，我多选择用半夏泻心汤来调理。这个我自己最有体会。有一次和朋友聚会喝了一点白酒，当然荤菜也吃了不少，回到家后直到睡前一直觉得胃里发胀还有点隐隐的疼痛，有点头昏，想洗个澡就准备睡觉了。以前晚上如果喝酒的话，都是思睡的，常常倒床就能睡着，但是这次胃里的不舒服让我知道睡不着的滋味了，"胃不和则卧不安"。平常如果睡不着，我就抱着一本关于经方的书看看，一会儿就有了睡意，这一招这次也不行了。我记起家里有个小药柜，里面放了二三十种常用中药的颗粒剂。我立马想到了半夏泻心汤，于是赶紧配好，用热水冲好，趁热喝，说来也奇怪，大概过了半小时胃里面的不适感就明显减轻了，后来也睡着了，第二天酒后的症状全无。半夏泻心汤应该是治疗胃病的专方，大部分胃炎、胃溃疡、胃黏膜损伤的病人服用此方皆有效。它是古代治疗痞证的专方，可以降逆和胃，止呕除痞。黄煌教授称此方的适应证为"呕痞利综合征"——高度概括、凝练了该方的应用指征。饮酒后胃黏膜自然会受损，病人也常常是寒热错杂，因此酒后的那种胃中不适可以首先考虑此方。半夏泻心汤是饮酒者的伴侣。

## 泻心汤

心气不足，吐血、衄血，泻心汤主之。（《金匮要略》）

妇人吐涎沫，医反下之，心下即痞，当先治其吐涎沫，小青龙汤主之；涎沫止，乃治痞，泻心汤主之。（《金匮要略》）

大黄二两，黄连一两，黄芩一两。以水三升，煮取一升，顿服之。（《金匮要略》）

黄煌教授认为泻心汤是经典的止血方，有清热泻火、除痞、通便等功效，适用于以出血、心烦悸、心下痞为特征的疾病。

泻心汤体质特点：形体壮实，面色潮红而有油光，腹部充实有力，头痛头昏，易于鼻衄，或上腹部不适，大便干结或便秘，舌质暗红；往往伴有高血压、高脂血症、血液黏稠度高。

### 附：黄土汤

下血先便后血，此远血者，黄土汤主之。（《金匮要略》）

甘草，干地黄，白术，附子（炮），阿胶，黄芩（各三两），灶中黄土半斤。上七味，以水八升，煮取三升，分温二服。（《金匮要略》）

下血先便后血者，由脾虚气寒，失其统御之权，而血为之不守也。脾去肛门远，故曰远血。黄土温燥入脾，合白术、附子以复健行之气，阿胶、生地黄、甘草，以益脱竭之血；而又虑辛温之品，转为血病之厉，故又以黄芩之苦寒，防其太过，所谓有制之师也。（尤怡《金匮要略心典》）

黄煌教授认为，以药测证，则黄土汤所治疗的出血，当以久病便血

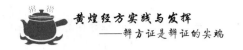
为主，病人的精神状态尚可，没有腹泻，也没有虚脱现象，出血色红黏稠或有血块。阿胶、生地黄是仲景治疗下半身出血的主要药物；黄芩也能止血，止血色红、黏稠有血块者。

急诊的消化道出血常常非常凶险，尤其是肝硬化合并胃底食管静脉曲张导致的出血。记得我当年在南京大学医学院附属鼓楼医院消化科实习轮转时，第一个晚上就有两个肝硬化合并消化道出血的病人丧命，病人的出血就是那种狂吐血盈盆的消化道出血。我在急诊用经方治疗的消化道出血多是一些应激性的原因导致的出血，或者是消化性溃疡的出血，皆非大出血。

这是抢救室里的一个病人。这一天我刚好和别人调了一个班，值24小时。这个病人是下午120送过来的，因为发热伴有意识障碍就诊，他既往有高血压、糖尿病病史，有脑梗死病史近10年，后遗症有肢体乏力、不能言语。平素能睁眼，喂食可吞咽，能发音。一周前出现发热咳嗽，外院考虑肺部感染，使用头孢类药物抗感染治疗而症状未缓解，后病人出现不愿进食、意识障碍，呼之不应。送至急诊后，CT提示肺部感染。考虑病人有发热咳嗽、意识障碍、肺炎，有4~5天未解大便，平素大便2~3日一次，并且非常臭秽，我当时就开了麻杏石甘汤加大黄、玄明粉，也就是麻杏石甘汤合调胃承气汤加减，当然同时使用了抗感染药物治疗。病人不能进食就行胃管置入。下午准备喂食时，病人胃管内引流出咖啡色样液体，我知道情况不好了，病人出现了消化道出血，赶快查隐血试验，果然是阳性，我告诉家属不能给病人喂食了，今天的中药也不能喝了，同时加了一点保护胃的西药。1小时左右就引流出100ml左右的咖啡色样液体。我想这个人患的是热证，有吐血、衄血表现，这些当是泻心汤适应证，可以使用三黄泻心汤。可当时已经过了下午5点半，重新处方来不及了，我就建议病人家属将中药颗粒剂中的大黄拿出9g溶解后通过胃管打给病人。晚上病人还算平稳，大约打入大黄1小时后，我请护士再抽取胃液，惊奇地发现没有了咖啡色样液体，只有淡黄色液体，似乎是大黄溶液，而且抽出的量也非常少。我知道病人的消化道出血已经止住了。神奇的是，病人晚上 10 点左右意识较前好转，呼之能应。第二天病人解 2 次大便，家属亦告知病人的精神状态和平常差不多了。我想，这个病人病情这么快好转应是得益于大黄。

还有一个病人，是一位 50 岁的妇女，有糖尿病、高血压病史，因为腰痛 1 天，恶心呕吐 1 小时就诊。这个人开始呕吐的是胃内容物，家属非常急躁，我就把她放到抢救室了。进了抢救室，病人再次发生呕吐，这次呕吐的是暗红色血性液体，经查呕吐物隐血强阳性，这说明病人出现了消化道出血。我赶紧给病人抽血，行 CT 等检查，也给予了西医禁食、抑酸处理。再看看这个病人，唇红、舌质红、心率快，我还是想到了三黄泻心汤，晚上还是拿不到药。这次我知道急诊药房有中成药一清胶囊，于是赶紧开处方让家属取药。开始给病人服用 3 粒，服法是倒出胶囊里的药粉用冷水冲服，病人很快吐了，呕吐物还是那种血性颜色，暗红，量倒是不多，20~30ml。过了 5 分钟，我再次让病人服用 2 粒，这次病人服药后大约 1 小时都没有吐，到了晚上 9 点多，病人虽又吐了一次，但吐出来的东西已经不是暗红色液体，而是褐色的液体，且病人的心率没有加快，肠鸣音也没有活跃。我知道血应该已经止住了。后来检查结果提示，这个病人的腰痛为输尿管结石导致，病人上消化道出血的原因考虑是前面反复呕吐导致的急性胃黏膜损伤。

急诊科门诊中胃痛的病人也不少。当然这种病人来了后我们需要辨识的是其疼痛的确切病因，因为有一些胃痛是带有欺骗性的，比如心肌梗死、肺栓塞、主动脉夹层等所致疼痛。还有一种胃痛，病人主诉是胸痛或者心痛。某一天大概是凌晨 2 点半左右，急诊科来了一个自诉胸闷、胸痛的中年男性病人，他还说有后背放射性疼痛，没有发热，没有咳嗽咯痰，没有出汗。这时候我也非常谨慎和紧张，要知道半夜来的胸痛要么痛得很厉害，要么不是其他什么善疾，于是赶紧详细询问病史、查体。他说胸痛已经2天了，是剑突下的疼痛，而且那里有发闷发胀感。我为病人做腹部检查，其上腹部有压痛，胆囊压痛倒是没有，再测其血压、心率，都还正常。我嘱病人做心电图、肌钙蛋白、B超检查。结果显示心电图没什么异常，B超也基本正常，由此得知病人胸痛不是因为心肌梗死。由于还有一个指标要等2小时才出结果，我就告诉病人可以先吃药以缓解胃脘部的不适，病人同意。再看看这个病人，面色黄，形体偏胖，脖子短，胸廓比较厚实，颜面皮肤油腻，舌质淡红，苔黄腻，脉滑，结合病人"按之心下满痛"，我想可以用大柴胡汤治疗，可这时候是夜间，中药房不开放，拿不到药。我又想这个人患的是湿热证，体内有火，就用三黄泻心汤的成药—一清胶囊吧。我让他吃了4粒。病人吃完药后继续等另外一个指标结果出来，过了一个多小时，肌钙蛋白的结果出来了，在正常范围，我再问病人胃里的感觉如何，他说基本不痛了。后来我还是给这个病人约了胃镜检查，胃镜的结果提示是十二指肠溃疡A1期，溃疡周围已经有血痂形成，这个血痂可能就是一清胶囊的成果。这真的就是中医的魅力、经方的神奇！

## 四逆散合当归芍药散

### 四逆散

少阴病，四逆，其人或咳，或悸，或小便不利，或腹中痛，或泄利下重者，四逆散主之。（《伤寒论》第318条）

柴胡、芍药、枳实（破，水渍、炙干）、甘草（炙）各十分。上四味，各十分，捣筛。白饮和服方寸匕，日三服。（《伤寒论》）

黄煌教授认为，四逆散是古代治疗四肢冷的专方，是经典的理气方，能缓解心理压力所导致的躯体症状，适用于以胸胁苦满、四肢冷、腹痛为特征的疾病。

四逆散体质特点：体形中等或偏瘦，面色黄或青白，表情淡漠，情绪低落，主诉症状较多，舌苔多薄白，舌质正常，四肢冷，女性月经前大多乳房胀痛，上腹部及两胁下腹肌比较紧张，按之比较硬。

### 当归芍药散

*妇人腹中诸疾痛，当归芍药散主之。（《金匮要略》）*

*妇人怀妊，腹中㽲痛，当归芍药散主之。（《金匮要略》）*

*当归三两，芍药一斤，川芎半斤，茯苓四两，泽泻半斤，白术四两。上六味，杵为散，取方寸匕，酒和，日三服。（《金匮要略》）*

黄煌教授认为，当归芍药散是古代的养胎方，有养血、调经、利水、止痛的功效，适用于以腹痛、浮肿、头眩心悸、口渴而小便不利为特征的疾病和女性血虚体质的调理。

当归芍药散体质特点：中年女性为多，面色黄，或有浮肿貌，或有眼袋，或有黄褐斑，皮肤干燥，缺乏光泽；腹壁无力，但经常腹痛，大便先不成形后便秘，或有腰腹部重坠感；常有浮肿、头痛头晕、心悸、肌肉痉挛跳动等；常感下肢无力，或有抽筋或麻木等；易患痛经、月经量少、月经周期紊乱或闭经。

逍遥散这个方子的名字起得非常妙，大家一看就知道它有什么作用了。从理论上讲，它能散肝气之郁，行血液之滞，服用后能让人气血流畅，周身舒适，心情愉快。叶天士称逍遥散为"女科圣药"。再看看这个方子的组成，基本就是经方四逆散合当归芍药散。这样一来这个方子的应用范围更广了，对那些白玫瑰、黄玫瑰体质也很适合。本方加中药牡丹皮、栀子，即成为丹栀逍遥散（加味逍遥散），适合偏热性体质使用。

有一位女性病人，33岁，因为尿频、尿急、尿痛一周就诊，没有发热，自服头孢类药物抗感染无效。伴有腰酸发力，面色萎黄，口苦，口中有异味，舌质淡红，苔薄白，脉弦细。经查尿常规隐血（+++），膀胱残余尿92ml。给予四逆散合当归芍药散：柴胡12g，甘草6g，枳壳6g，

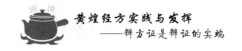
炒白芍 20g，苍术 10g，茯苓 10g，泽泻 10g，川芎 6g，当归 10g，枇杷叶 12g，蒲公英 15g，桂枝 6g，黄柏 6g。一周后病人复诊，尿频、尿急、尿痛症状已经缓解，复查膀胱无残余尿。

逍遥散出自宋代《太平惠民和剂局方》，是在医圣张仲景的名方四逆散与当归芍药散的基础上加减而成的，由柴胡、当归、白芍、白术、茯苓、甘草、薄荷、生姜组成，也是一首千古名方。

## 退热汤

退热汤是黄煌教授的经验方，由小柴胡汤加减而成。退热汤是辛凉性退热发汗方，适用于上呼吸道感染汗出而热不退者；亦适用于病毒性感冒持续发热，汗出而不畅，面红身热，或咽喉痛，或咳嗽，或头痛等。

推荐处方：柴胡 40g，黄芩 15g，生甘草 10g，连翘 50g。

使用注意：如汗出热退即可停服。如服药 3 次，仍然不得大汗，则应改用它方。

一般认为，感冒是小病，大部分人可以自愈，但病程常常要一周。在急诊科，感冒病人也很多，中药使用空间非常大，而且的确简便廉验，可以明显缩短病程。

一位熟人的女儿，15 岁，发热 2 天，最高 39.5℃，伴有鼻塞流鼻涕，稍有干咳，恶寒，来我院急诊科就诊，经检查，血常规、C 反应蛋白基本正常，甲型流感病毒阳性，其他医生开了奥司他韦和退热药布洛芬，病人服后热退，但是很快热又起。次日家属带着病人找到我诊治。病人看起来精神萎靡，恶寒，口渴，舌质红，脉浮，我就选用了黄煌教授的退热方合麻杏石甘汤：柴胡 30g，黄芩 10g，甘草 10g，连翘 30g，炙麻黄 10g，杏仁 10g，生石膏 30g。病人服药后，当晚热退，后也未再起。后来家属跟我反馈："毕医生，你的方子真神！"我说："这个方子不是我创造的，是我的老师黄煌教授的经验方，还有就是医中圣人张仲景的方子。"

# 葛根汤

太阳病，项背强几几，无汗，恶风者，葛根汤主之。（《伤寒论》第31条）

太阳与阳明合病者，必自下利。（《伤寒论》第32条）

太阳病，无汗而小便反少，气上冲胸，口噤不得语，欲作刚痉。（《金匮要略》）

葛根四两，麻黄三两，桂枝二两，生姜三两，甘草三两，芍药二两，大枣十二枚。上七味，以水一斗，先煮麻黄、葛根，减二升，去白沫，纳诸药，煮取三升，去滓。温服一升。覆取微似汗。（《伤寒论》）

黄煌教授认为，葛根汤是古代的醒酒方、温和的发汗剂，有散寒舒筋的功效，适用于以恶寒无汗、头痛、身痛、颈项腰背强痛、嗜睡、易疲乏、大便溏薄等为特征的疾病。

葛根汤体质特点：体格壮实、肌肉结实丰满，面色多黝黑或黄暗粗糙而缺乏光泽，嗜睡，易疲劳，咽喉不红等；以从事体力劳动或平素身体强壮的青壮年多见；女性多患有痤疮、肥胖症、月经周期长或闭经。

有一天，阴雨连绵，天气有点冷，我在上班路途中遭受了风寒，后来又上了15个小时的班，结果有点腹泻，也无其他不适。下班到家后我感觉头痛、头重，恶寒恶风，没有汗，全身关节有一点酸痛，项背部也不适，我知道自己生病了，也没量体温，看看舌象，舌质淡红，苔薄白，脉浮。想到《伤寒论》第31条："太阳病，项背强几几，无汗，恶风者，葛根汤主之。"于是开了葛根汤：葛根20g，麻黄5g，桂枝12g，白芍10g，甘草6g，生姜9g，大枣10g。趁热喝完，然后睡觉。大约过了一个半小时，感觉身上稍有点汗，但是还不透彻，立马原方加生麻黄5g，再来一剂。这次喝了一半，睡觉中汗出明显，人也醒了，全身不适缓解。

当然，葛根汤不仅仅可以用来治疗感冒，也可以治疗很多器质性疾病。病人刘某，28岁，女性，肥胖，身高160cm左右，体重85kg，因"双下肢水肿2个月"于2018年8月10日就诊。血压130/90mmHg，尿常规：蛋白（++），隐血（++），24小时尿蛋白定量4378.8mg，血常规、肝肾功能指标在正常范围，抗核抗体（−）。问一问病史，没有肝炎、结核、狼疮、紫癜、心衰等。我当时建议病人住院行肾穿刺以明确病理，病人本人拒绝，要求暂时用中药治疗。病人表现为水肿，腰酸乏力，容易出汗，稍有怕冷，思睡，月经量少，还有尿失禁，舌质淡红，苔薄白，脉沉细。体态体貌：形体胖壮，肤白，面色白，唇周毛稍浓。处方葛根汤合真武汤加黄芪：炙麻黄10g，桂枝15g，炒白芍20g，赤芍20g，生姜20g，大枣15g，葛根30g，制附片10g（先煎），黄芪60g，茯苓15g，生白术30g。14剂。同时建议病人每日使用黄芪60g煮水后熬糯米粥。服用汤药后喝黄芪糯米粥可适当促进出汗。当然病人血压偏高，我同时给予厄贝沙坦口服以降压。

2018年8月30日复诊，24小时尿蛋白定量934mg，体重下降4kg，月经量增多。原方增加炙麻黄至15g，制附片至15g。14剂。

2018年9月13日复诊，24小时尿蛋白定量476.6mg，水肿明显好转，未再出现尿失禁。原方继续使用。

这个人患的是肾病综合征的水肿，同时又集合了麻黄体质、黄芪体质、附子体质的特点。有黄芪体质的特点，即骨弱肌肤盛、乏力、容易出汗；有葛根汤证的表现，即唇周毛稍浓、月经量少、思睡、尿失禁、腰酸；有附子汤证的表现，即畏寒、脉沉细。综合考虑，使用了葛根汤合真武汤加黄芪。从临床结果来看，效果显著。值得注意的是，方剂中的麻黄和附子须逐渐增加剂量。

# 芍药甘草汤

伤寒脉浮，自汗出，小便数，心烦，微恶寒，脚挛急，反与桂枝汤，欲攻其表，此误也。得之便厥，咽中干，烦躁，吐逆者，作甘草干姜汤与之，以复其阳。若厥愈、足温者，更作芍药甘草汤与之，其脚即伸。（《伤寒论》第29条）

芍药、甘草（炙）各四两。上二味，以水三升，煮取一升五合，去滓，分温再服。（《伤寒论》）

黄煌教授认为，芍药甘草汤是古代的解痉止痛方，适用于各种肌肉的痉挛性疾病及以脚挛急、疼痛为特征的疾病。

芍药甘草汤体质特点：易于腹痛，易于便秘，易于肌肉痉挛；其体形胖瘦皆有，但多肌肉坚紧，尤其是腹壁肌肉比较紧张。

病人秦某，男，45岁，2016年3月就诊。既往有乙型肝炎、高血压病史。目前维持性血液透析3年有余。每周透析3次，每次超滤4000~5000ml，平时液体摄入控制不理想，依从性较差，时有胸闷气喘发生。最近1个月反复出现透析中下肢痉挛，每次透析中痉挛时就会使用生理盐水250ml快速点滴、停止超滤，多次提前停止透析。这样逐渐导致体内水分蓄积，出现胸闷气喘活动后加重、夜间不能平卧等心功能衰竭表现。舌质淡红，苔腻，脉弦。后来就建议病人使用芍药甘草汤缓急解痉。处方：生白芍30g，甘草12g。颗粒剂。每次血液透析开始后即服用。服用芍药甘草汤后病人下肢痉挛好转，透析中可以增加超滤率，逐渐达到干体重，且胸闷气喘症状好转。该病例患的是典型的透析超滤过快导致的肌肉痉挛，病人透析间期液体摄入难以控制，透析中发生下肢痉挛后虽停止超滤、使用生理盐水快速点滴后好转，但是随后液体负荷过重，逐渐发生心衰。

芍药甘草汤经典方证是"脚挛急"。本方主治津液受损、阴血不足、筋脉失濡所致诸证。透析相关的肌肉痉挛与透析中超滤过快或过多引起津液受损、筋脉失养密切相关。该病人特殊之处是，其肌肉痉挛不是由低血压引起，并且肌肉痉挛导致超滤不足、容量负荷过重发生心衰。经芍药甘草汤治疗后痉挛减轻，逐渐达到干体重，心衰症状好转。当然根据病人的体质特点、临床表现还可以试用真武汤、大柴胡汤、桂枝茯苓丸、当归芍药散、小建中汤等。芍药甘草汤方中虽仅白芍、甘草2味药，但结构严谨、配伍精当，运用范围甚广，仅《伤寒论》113方中就有24方使用了这一配伍，使用率达21%。后世医家认为此方具有缓肝急、养肝阴、柔肝体的功效。其可以"治热脚气，不能行步"，又称"去杖汤"；又可"治脚弱无力，步行艰难""治腹痛如神""治拘挛急迫者""治腹中拘挛而痛者，小儿夜啼不止、腹中拘急亦奇效"等。

目前芍药甘草汤在临床各科亦得到广泛应用，据报道，其可以用于治疗急性胃肠痉挛性腹痛、人工流产术后腹痛、原发性三叉神经痛、前列腺炎放射性疼痛、痔疮术后疼痛、紧张性头痛、胃癌疼痛、膝骨性关节炎、肘关节屈曲痉挛、腰肌劳损、延迟性肌肉酸痛，等等。也有研究表明其可以治疗结缔组织病相关的关节痛。

## 五苓散

太阳病，发汗后，大汗出，胃中干，烦躁不得眠，欲得饮水者，少少与饮之，令胃气和则愈；若脉浮，小便不利，微热消渴者，五苓散主之。（《伤寒论》第71条）

发汗已，脉浮数，烦渴者，五苓散主之。（《伤寒论》第72条）

伤寒，汗出而渴者，五苓散主之；不渴者，茯苓甘草汤主之。（《伤寒论》第73条）

中风发热，六七日不解而烦，有表里证，渴欲饮水，水入则吐者，名曰水逆，五苓散主之。（《伤寒论》第74条）

本以下之，故心下痞，与泻心汤；痞不解，其人渴而口燥，烦，小便不利者，五苓散主之。（《伤寒论》第156条）

霍乱，头痛，发热，身疼痛，热多欲饮水者，五苓散主之；寒多不

用水者，理中丸主之。（《伤寒论》第 386 条）

脉浮，小便不利，微热消渴者，宜利小便、发汗，五苓散主之。（《金匮要略》）

渴欲饮水，水入则吐者，名曰水逆，五苓散主之。（《金匮要略》）

假令瘦人脐下有悸，吐涎沫而癫眩，此水也。五苓散主之。（《金匮要略》）

猪苓十八铢，泽泻一两六铢，白术十八铢，茯苓十八铢，桂枝半两。上五味，捣为散，以白饮和服方寸匕，日三服。多饮暖水，汗出愈。（《伤寒论》）

黄煌教授认为，五苓散是古代水逆病的专方、经典的通阳利水剂，适用于以口渴、吐水、腹泻、汗出而小便不利为特征的疾病。

五苓散体质特点：面色多黄白，或黄暗，一般无油光；体形特征不定，虚胖者或肌肉松软而易浮肿，实胖者或肌肉充实而易腹泻，瘦者易头晕头痛、心动悸，身体多困重疲乏；病人容易出现浮肿，以面目虚浮为多见，或晨起肿，或下肢易浮肿，甚者可有器质性疾病发生而出现胸腹腔积液；常有渴感而饮水不多，大便不成形，舌质多淡或胖有齿痕。

透析失衡综合征（dialysis disequilibrium syndrome，DDS）是与血透相关的以脑水肿为特点的临床症候群。其发病原因是血液透析中尿素快速清除，脑和血浆之间的渗透梯度快速变化。这时会出现一系列神经症状，如头痛、恶心、呕吐、肌肉痉挛、震颤、视物模糊、癫痫发作、意识紊乱和抽搐。细胞生物学方面研究的最新进展表明，这是尿素不平衡所致。透析失衡综合征的症状是由脑中的水运动引起的，故可引起脑水肿。对于发生透析失衡综合征的病人，推荐连续性低效率血液透析，规律和充分透析，提高透析频率，缩短每次透析时间，采用高低钠序贯透析等。急性腹膜透析可能是另一种选择，但需要进一步的研究。如果发生透析失衡综合征，可使用浓钠、浓糖快速推注，缓解脑水肿。有些病

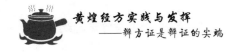
人会反复发生透析失衡综合征。

病人曹某，男，44岁，既往维持性血液透析近7年。目前病人每周透析2~3次，使用的是促红细胞生成素、左卡尼汀、低分子肝素等药物。病人近半个月透析后反复出现头昏、恶心，透析中血压逐渐升高至190/100mmHg，加用氨氯地平、厄贝沙坦、美托洛尔等药物后血压下降至140/90mmHg，但仍有头昏、恶心。2017年2月6日透析后病人自觉恶心、呕吐，呕吐物为胃内容物，有头昏，无视物旋转，伴有口渴，但又不欲大量饮水。舌质淡红，苔薄白，有裂纹，脉弦滑。检查头颅CT没有明显病变。2017年2月7日初诊就使用五苓散：茯苓10g，泽泻10g，桂枝6g，生白术10g，猪苓10g。5剂。病人服药后未再发生头昏、恶心、呕吐。5剂中药服完后停用一次，病人透析后再次出现头昏、恶心，但无呕吐，继续使用五苓散后症状消失。前后共服方10剂。停用中药10余天后，随访透析后未发相似症状，血压稳定。

该病人多次在透析后出现恶心、呕吐、头昏，没有出现低血压，头颅CT并未见明显的病变，到透析后第二天症状会自行缓解，临床考虑为透析失衡综合征。五苓散原治太阳表邪未解，内传太阳膀胱之腑，以致出现膀胱气化不利、水蓄下焦之证，临床可表现为水肿、小便不利、呕吐、呃逆或泄泻等。

五苓散主证有二：一治水逆，水入则吐；一治消渴，水入则消。维持性血液透析的病人已无小便，水无去路，透析后水入即吐，成为"水逆证"；另外，透析失衡综合征与脑水肿也提示水液输布异常。因此，透析失衡综合征的临床表现符合五苓散的方证特点和病机特点，临床可以考虑使用。

五苓散应用广泛，也有很多雅号，比如五苓散是沿用了2000年的"皮肤紧致剂"；五苓散可以减掉身上的"注水肉"；五苓散就是"调节人体水库的闸门"。

# 真武汤

太阳病，发汗，汗出不解，其人仍发热，心下悸，头眩，身𤾠动，振振欲擗地者，真武汤主之。(《伤寒论》第82条)

腹痛，小便不利，四肢沉重疼痛，自下利者，此为有水气，其人或咳，或小便不利，或下利，或呕者，真武汤主之。(《伤寒论》第316条)

茯苓三两，芍药三两，生姜三两(切)，白术二两，附子一枚(炮，去皮，破八片)。上五味，以水八升，煮取三升，去滓。温服七合，日三服。(《伤寒论》)

黄煌教授认为，真武汤是古代水气病的用方，经典的温阳利水方，适用于以精神萎靡、畏寒肢冷、脉沉细无力、浮肿为特征的疾病。

真武汤体质特点：精神萎靡，畏寒肢冷，或浮肿，或腹泻，或小便不利，或心悸震颤，或头晕欲倒等；舌胖大苔滑，有齿痕，脉沉细或沉无力；病人大多患有大病重症，重要脏器功能常有损害。

病人杨某，女，54岁。已经维持性血液透析5年。病人既往有糖尿病、高血压病史。平时每周透析3次，透析期间体重增加3~4kg。病人2016年7月因继发性甲状旁腺功能亢进行甲状旁腺切除，并行左前臂移植。术后病人口服碳酸钙、骨化三醇。近半年病人反复出现下肢不自主抖动，失眠，安静时明显，外院诊断为不安腿综合征，曾使用盐酸普拉克索(森福罗)、加巴喷丁但都有明显的胃肠道反应，故停用，后使用多巴丝肼片(美多芭)控制病情。病人常自行加量到每日1000mg仍效果不理想。考虑病人入院后焦虑、心烦、易惊易怒，睡眠障碍，舌暗红，苔腻微黄，脉弦，拟使用镇静安神的方法，处以柴胡加龙骨牡蛎汤合大柴胡汤5剂，毫无效果。病人仍诉有安静状态时下肢不自主抖动，再评估病人的全身状态，面色黧黑，眼睑浮肿，下肢皮肤有色素沉着，舌质暗红，苔白腻，脉沉，提示肾阳虚合并瘀血证候，故予以真武汤合桂枝茯

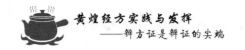
苓丸加减：制附片20g（先煎），茯苓20g，生白芍20g，生姜20g，炒白术15g，桃仁20g，牡丹皮20g，桂枝20g，酸枣仁30g。4剂。病人自诉服用此方后不适症状于当天晚上就明显好转，用完4剂后症状消失，也不需要再服用多巴丝肼。原方继续使用。

从中医理论来看，不安腿综合征的发病机制主要为素体气血不足、营卫虚弱，风寒之邪乘虚由足胫部入侵，致血脉阻滞不通，阳气不能布达。也有学者认为本病究其根本在于肾气衰微，鼓动生化无源，则脾弱、湿浊、浊毒、脉滞、络痹随之而来。故治疗应以补肾健脾、祛邪通络为主。从方证辨证来看，真武汤的原文这样描述，"太阳病，发汗，汗出不解，其人仍发热，心下悸，头眩，身𥄫动，振振欲擗地者，真武汤主之"，该病人表现为"身𥄫动，振振欲擗地"；从全身表现来看，病人又有阳虚和瘀血的证候，故初始使用真武汤合桂枝茯苓丸对证，故有效。

也有报道称，黄芪桂枝五物汤、芍药甘草汤、血府逐瘀汤、补阳还五汤、干姜附子汤、三仁汤、当归四逆汤、乌梅丸等可以用于尿毒症合并不安腿综合征的治疗。我觉得还是要结合病人的临床表现、体质特点等来选方用药。当然如果病人是铁缺乏或者是透析不充分，那么通过补铁或者充分透析，病人症状也能得到很好的缓解。

# 大承气汤

阳明病，脉迟，虽汗出，不恶寒者，其身必重，短气，腹满而喘，有潮热者，此外欲解，可攻里也。手足濈然汗出者，此大便已硬也，大承气汤主之。（《伤寒论》第208条）

独语如见鬼状。若剧者，发则不识人，循衣摸床，惕而不安，微喘直视，脉弦者生，涩者死。微者，但发谵语者，大承气汤主之。（《伤寒论》第212条）

二阳并病，太阳证罢，但发潮热，手足漐漐汗出，大便难而谵语者，

下之则愈，宜大承气汤。(《伤寒论》第 220 条)

腹满痛者，此有燥屎也。所以然者，本有宿食故也，宜大承气汤。(《伤寒论》第 241 条)

病人小便不利，大便乍难乍易，时有微热，喘冒不能卧者，有燥屎也。宜大承气汤。(《伤寒论》第 242 条)

阳明病，发热汗多者，急下之，宜大承气汤。(《伤寒论》第 253 条)

发汗不解，腹满痛者，急下之，宜大承气汤。(《伤寒论》第 254 条)

腹满不减，减不足言，当下之，宜大承气汤。(《伤寒论》第 255 条)

少阴病，得之二三日，口燥咽干者，急下之，宜大承气汤。(《伤寒论》第 320 条)

少阴病，自利清水，色纯青，心下必痛，口干燥者，可下之，宜大承气汤。(《伤寒论》第 321 条)

少阴病，六七日，腹胀不大便者，急下之，宜大承气汤。(《伤寒论》第 322 条)

脉数而滑者，实也，此有宿食，下之愈，宜大承气汤。(《金匮要略》)

大黄四两，厚朴半斤，枳实五枚，芒硝三合。上四味，以水一斗，先煮二物（厚朴、枳实），取五升，去滓，纳大黄，更煮取二升，去滓，纳芒硝，更上微火一二沸，分温再服。得下，余勿服。(《伤寒论》)

黄煌教授认为，大承气汤是古代的急证用方，具有峻下热结的功效，常用于发热性疾病或危重外伤后的极期，其适应证以脘痞、腹满、舌燥、便秘、神昏为特征。

大承气汤体质特点：病人腹部多充实隆起，自觉腹痛腹胀，用手按压有明显的抵抗感及肌卫现象；大便秘结，有数日不解者，矢气极为臭秽，或泻下臭秽稀水，或为黏液便；常常是发热持续不退或如潮水时起时落，多伴有昏睡或昏迷，说胡话，或烦躁不安，其病势多危重；舌苔

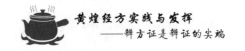
黄厚而干燥，或者焦黑如锅巴状，中间可见裂纹，舌质多红，可见充血的舌乳头，脉象沉实有力，或滑数，或脉数而软。

病人李某，男，62岁，维持性血液透析近3年，既往有糖尿病、糖尿病肾病、高血压、腔隙性脑梗死病史。因"自言自语3天"入院，一年前有类似症状发作，头颅CT提示腔隙性脑梗死，神经科会诊考虑代谢性脑病，上次发作给予调整透析治疗模式和加强透析治疗近2周缓解。询问病史，病人自觉耳边有熟人讲话，然后自己就不由自主地要回答那个人，有时候又有幻觉，会看到墙壁上有东西在爬行。这位病人平素便秘，每一周左右才解一次大便，而且大便干结，夜眠差，胃纳一般。入院查体，其人疲惫感明显，眼圈发黑，口中秽气，问诊能对答，问诊过程中即有自言自语，两侧腹部有抵抗，左下腹有轻度压痛。舌质红，苔黄偏干，脉滑。结合病人便秘、大便数日不解，以及大承气汤方证"独语如见鬼状"，遂予以大承气汤：生大黄15g（后下），厚朴15g，枳壳15g，芒硝10g（冲服），甘草10g。病人服用一剂后当晚解大便6~7次，初始大便干，后大便如水状。次日病人自言自语缓解，查房时未见有独语。随后用柴胡加龙骨牡蛎汤加减调治，治疗一周左右出院。

《伤寒论》中有关大承气汤的条文达30条，里面就有描述神经及精神症状的，如"伤寒，若吐若下后，不解，不大便五六日，上至十余日，日晡所发潮热，不恶寒，独语如见鬼状"。其病机考虑是热结肠腑。肠道与人的精神、神志密切相关，有学者认为，肠道是人体的第二大脑，肠腑得通，瘀浊得下，自然神清气爽。大承气汤可治疗精神及神经疾病，序贯治疗可以使用柴胡加龙骨牡蛎汤。

大承气汤在脑病中的应用颇多，只要抓住病机要点、方证特点，就会屡试屡效，但因其仍为峻下剂，多适用于实证，故虚证应慎用、减量用或禁用（极虚者）。此外应用时还要注意中病即止，或逐渐减量，防止攻伐太过而伤正，适当之时应攻补兼施。虽然大承气汤在治疗脑病中有其独特的优势，但临证时仍需注意辨证、辨病、辨体质相结合，不可妄投。

另外，我们一直有这样的说法，肠道是人体的第二大脑，人体内的细菌主要分布在肠道。这个肠道菌群其实就是一个化工厂，激活了，可以让机体重生；如果破产了，或者产品不合格了，就成为一颗炸弹。当然还可以将之比作大海，那人就是航行在大海中的一艘小船，水能载舟，也能覆舟。

抗感染治疗最重要的一个不良反应就是二重感染，一旦发生二重感染，病情就变得复杂了。

这是一位来自急诊室的病人，80 岁了，这一天我刚好值班。病人入院时，有胸闷气喘，端坐呼吸，颈内静脉怒张，查胸片提示肺纹理增多，心影增大，B 型钠尿肽（BNP）升高，考虑是心功能衰竭。收入病房后，因为病人有腹胀，故行腹部 B 超检查，结果提示肠中积粪明显。入院时双下肢水肿明显，咳嗽，咳白黏痰，胸闷气喘，端坐呼吸，畏寒，大便少。拟温肾利水为主，予以真武汤合大承气汤。

真武汤经典方证："少阴病，二三日不已，至四五日，腹痛，小便不利，四肢沉重疼痛，自下利者，此为有水气，其人或咳，或小便不利，或下利，或呕者，真武汤主之。"真武汤是温阳利水的经典方剂，而病人双下肢水肿明显，故用之合拍；同时病人有腹胀、大便少，符合大承气汤经典方证——腹满而喘。故使用真武汤联合大承气汤皆为方证对应。当时虽然已经是晚上了，但是我院中医经典科室有给病人的备药颗粒剂，故病人 10 分钟内就能喝上中药。

处方：制附子 18g，干姜 18g，桂枝 18g，炒白术 30g，生白芍 20g，茯苓 30g，防己 30g，厚朴 24g，枳壳 12g，大黄 12g，玄明粉 5g。用温开水冲服。

一剂后病人解大便 3~5 次，第二天病人自觉气喘的症状明显得到了

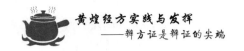

改善。再回到这个病人身上，其肠腑不通，肺和大肠相表里，肺部感染不容易控制；而且《黄帝内经》中也论及"小大不利治其标"，就是说当大小便不通时，需要紧急处理。当然后来病人大便得通后，我使用了小承气汤联合真武汤序贯治疗。

## 炙甘草汤

伤寒，脉结代，心动悸，炙甘草汤主之。（《伤寒论》第177条）

炙甘草汤，又云复脉汤，治虚劳不足，汗出而闷，脉结悸，行动如常，不出百日，危急者十一日死。（《千金翼方》）

肺痿涎唾多，心中温温液液者，炙甘草汤主之。（《外台秘要》）

甘草四两（炙），生姜三两（切），人参二两，生地黄一斤，桂枝三两（去皮），阿胶二两，麦门冬半升（去心），麻仁半升，大枣三十枚（擘）。上九味，以清酒七升，水八升，先煮八味，取三升。去滓，纳胶烊消尽，温服一升，日三服。（《伤寒论》）

心中悸动，知其气内虚也，与炙甘草汤益虚补血气而复脉。（《注解伤寒论》）

炙甘草汤，一名复脉汤，补血之大剂。（《血证论》）

黄煌教授认为，炙甘草汤是古代的止血强心强壮剂和急证用方、经典的滋阴方，适用于以羸瘦肤枯、贫血、脉结代、心动悸为特征的疾病和虚弱体质的调理。

炙甘草汤体质特点：羸瘦，面色憔悴，皮肤干枯，贫血貌。这种体质状态，多见于大病以后，或大出血以后，或营养不良者，或极度疲劳者，或肿瘤病人经过化疗以后。病人精神萎靡，有明显的动悸感，并可伴有期前收缩或心房、心室颤动等心律失常。

这位病人是一位77岁的老太太，其2012年发现血肌酐升高，经慢性肾衰保守治疗后，血肌酐继续逐渐升高，并出现水肿、心功能不全，

2015 年 4 月 18 日行血液透析治疗。平时透析后易出现快速房颤，服抗心律失常药物后房颤能转复。病人既往有乙型肝炎、单克隆免疫球蛋白血症、高血压等病史。病人在透析后反复发作阵发性房颤，住院时多给予去乙酰毛花苷注射液（西地兰）控制心率，一般 6 小时内能恢复窦性心律。2016 年 5 月服用中药预防透析后房颤。我开始用温胆汤治疗，但是因为病人非常焦虑，胆小，常常噩梦连连，反复头昏，效果不行。后来重新思考，给予炙甘草汤：炙甘草 15g，生地黄 20g，党参 10g，麦冬 10g，火麻仁 10g，干姜 3g，桂枝 6g，炒白芍 10g，阿胶 5g（烊服）。嘱病人透析当日开始透析后一次顿服。服药后病人透析后房颤发作频率明显降低，心悸症状好转。病人一般每 3 个月左右住院一次。

炙甘草汤经典方证："伤寒，脉结代，心动悸，炙甘草汤主之。"柯琴对炙甘草汤曾有精辟的论述："仲景于脉弱者，用芍药以滋阴，桂枝以通血，甚则加人参以复脉；此以心虚脉结代，用生地黄为君，麦冬为臣，峻补真阴。生地黄、麦冬得人参、桂枝以通脉，生姜、大枣以和营，酸枣安神，甘草之缓不使速下，内外调和，悸可宁而脉可复矣。"

现代药理学指出，炙甘草汤具有降低心脏异位起搏点兴奋性、改善心脏传导功能、抗心律失常等功效。炙甘草汤适用的心律失常的病机是阴血不足，阳气虚弱证。透析病人在治疗过程中因超滤会损伤津液，也会损伤阴血，阴血津液消耗后自然阳气不足，从而导致心血、心阳不足，出现心动悸，脉结代。故透析后心律失常使用炙甘草汤符合其经典方证特点和病机特点。

## 桂枝加葛根汤

太阳病，项背强几几，反汗出恶风者，桂枝加葛根汤主之。（《伤寒论》第 14 条）

葛根四两，麻黄三两（去节），芍药二两，甘草二两（炙），生姜三

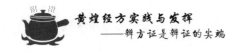
两（切），大枣十二枚（擘），桂枝二两（去皮）。（《伤寒论》）（方中应没有麻黄，疑抄误）

黄煌教授认为，桂枝加葛根汤证是桂枝汤方证基础上出现了头晕、项背拘急或者腹泻。桂枝汤是古代的强壮方和恢复体力方、经典的调和营卫方，具有解热抗炎、镇静和镇痛作用，对血压、心率、胃肠运动、免疫功能、汗腺分泌均具有双向调节作用，适用于以心动悸、腹痛、自汗出、消瘦、脉弱等为特征的疾病和虚弱体质的调理。

透析人群中，感染也很常见，有时候还很严重。感染病人的表现常常比较典型，方证更容易辨识，虽然抗生素效果很好，但是经方还是有一定帮助。经方中，小柴胡汤、麻杏石甘汤、小青龙汤、大青龙汤等均有机会使用，其中麻黄类方使用机会更大。尿毒症病人肺部感染往往较重，目前还没有用纯经方干预的案例。当然除了肺部感染之外，其他感染同样可以使用经方干预，且经方可能更有优势。

这是一个 92 岁的男性病人，因尿毒症血液透析 9 年余。近半年出现腰痛明显，住院查 CT 提示：胸腰段椎体侧弯、退变，腰 1/2 椎体终板炎。磁共振提示：腰 1、2 椎体感染，有结核可能，伴周围软组织水肿，腰椎退变。近半年来间断发作腰痛，外贴膏药及内服解热镇痛药均无明显改善。骨科会诊后建议以卧床休息为主，起床活动时予以腰带固定加强支撑。曾经服用肾气丸（改汤剂）半个月，效果不佳。

2017 年 6 月 27 日再次评估，人高瘦，肤白嫩，整体骨架不大，无汗，喜暖，腰痛，无尿，大便调，纳可，夜寐欠佳。舌质暗红，苔少，脉弦滑。处方：葛根 50g，桂枝 18g，生白芍 20g，甘草 9g，干姜 6g，制附子 9g，大枣 10g。5 剂。

2017 年 7 月 3 日复诊，腰痛好转，调方如下：葛根 50g，桂枝 20g，生白芍 20g，甘草 10g，生姜 10g，大枣 10g，制附片 15g。5 剂。

2017 年 7 月 9 日再诊，病人腰痛缓解，无恶心呕吐，无腹痛，能行走，坐立、站立无明显腰痛。后随诊，疼痛缓解后未复发。

这个病人的腰痛，我初始考虑为肾气丸证，"虚劳腰痛，少腹拘急，小便不利者，八味肾气丸主之"，但是病人服肾气丸（改汤剂）后效果不理想，方不对证。记得曹颖甫在《经方实验录》中也记载过多次使用肾气丸治疗腰痛效果不理想，后来使用天雄散后起效。

这个病人从体质考虑符合桂枝体质，又有葛根证的腰痛，故处方后来更换为桂枝加葛根汤，"太阳病，项背强几几，反汗出恶风者，桂枝加葛根汤主之"。这位老人虽然没有汗，但还是符合桂枝体质的特点。如果这个病人使用桂枝加葛根汤无效，我可能会加小剂量麻黄试一试。

还有一个病人是我老家的邻居，农民，73岁，女性，田间劳作后出现胸腰部疼痛难忍，服用止痛药效果不理想。自诉起床、翻身困难，站立后难以弯身。磁共振示有颈椎、腰椎、胸椎病变，有压缩性骨折。当时症状：时有出汗畏寒，腰痛，胃胀，恶寒，泛酸，思睡，大便三五日一行。体态体貌：形体高瘦，皮肤黝黑，舌质淡红，苔薄白，脉弦缓。我当时即给予桂枝加葛根汤，同时加了一些温阳活血的药物如制附片、香附、川芎、细辛。

处方：葛根50g，桂枝20g，生白芍30g，甘草10g，制附片10g（先煎），香附15g，川芎10g，细辛3g（先煎），生姜5片，红枣5枚。7剂。服用此方后病人腰痛症状也很快得到缓解。

# 桂枝茯苓丸

妇人宿有癥病，经断未及三月，而得漏下不止，胎动在脐上者，为癥痼害，桂枝茯苓丸主之。（《金匮要略》）

桂枝、茯苓、牡丹、芍药、桃仁各等分。上五味，末之，炼蜜和丸，如兔屎大，每日食前服一丸。不知，加至三丸。（《金匮要略》）

陈良甫在《妇人大全良方》中称本方为"夺命丹"，用来治疗"妇人

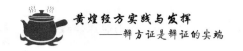

小产，下血过多，子死腹中"，并称"若胎未损，服之可安；已死，服之可下"。

《普济方》将本方用于治疗胞衣不下；《济阴纲目》将本方变丸为汤，称为"催生汤"，用于治疗难产。

日本医家尾台榕堂在《类聚方广义》中记载桂枝茯苓丸能治"经水不调""经闭上冲头痛""孕妇颠仆，子死腹中，下血不止"等妇产科疾病，亦能用于治疗"肠风下血"，疗效颇佳。

黄煌教授认为，桂枝茯苓丸是古代的下死胎方、经典的活血化瘀方，适用于以气上冲、少腹急结、肌肤甲错为特征的疾病。它不仅可以抗血小板聚集，还可以稀释血液，扩张血管，加强对心血管的保护等。

桂枝茯苓丸体质特点：体格比较健壮，成年人多，中老年人更多；面色多红或潮红或暗红或发青，或面部皮肤粗糙或鼻翼毛细血管扩张，眼圈发黑，唇色暗红，舌质暗紫或暗淡，或舌边紫色或舌底静脉怒张等；皮肤干燥易起鳞屑，下肢皮肤尤为明显，或小腿易抽筋，静脉曲张，不能久行，或下肢浮肿或独脚肿，或下肢肌肉有紧绷感，或下肢皮肤色暗、发黑，膝盖以下发凉，易生冻疮，足底龟裂、鸡眼；腹部大体充实，尤其是小腹部，有的病人尤以左侧下腹更为充实，触之有抵抗，主诉大多伴有压痛；病人容易患腰痛、腿痛、痔疮、阑尾炎、盆腔炎、前列腺肥大等疾病，容易出现头痛、失眠、烦躁、发怒、情绪激动、头昏、记忆力下降、思维迟钝、语言謇涩等症状。

有一个47岁的男性病人，张某，既往有糖尿病、糖尿病肾病、高血压病史，双目失明，维持性血液透析1年余，近一周出现持续性呃逆，难以入睡，进食后呃逆加重，不愿进食，有时自行催吐后呃逆会好转，但1~2个小时后再次发作，平素有便秘。体态体貌：颜面晦暗，唇周灰黑，腹部平软，无明显胀满感，无压痛，双下肢皮肤呈鱼鳞样改变。舌质淡红，舌根苔厚黄腻。考虑瘀血证明显，以及呃逆与膈肌痉挛相关，而芍药甘草汤主"脚挛急",遂予以桂枝茯苓丸合芍药甘草汤再加大黄。桂枝6g,茯苓10g,白芍30g,桃仁10g,牡丹皮6g,大黄6g,甘草6g。4剂,开水冲服。过3天后去行常规透析,病人自诉服用上方1剂后呃逆消失、大便通畅,可入眠,遂自行停服,3天未发。

方证对应是中医学经典中蕴藏的一种较为独特的疾病辨治模式,该模式以经验为基础,以经典为依据。方证对应与辨证论治并不矛盾,辨证论治包括方证对应,方证对应是中医辨证论治原则的体现。因此,方证对应思想是对现行辨证论治模式的深化、简化和具体化。另外,值得注意的是,在现代医学的干预下,经方和西药之间的相互作用不容忽视。这也需要进一步的研究。

## 黄芪桂枝五物汤

血痹阴阳俱微,寸口关上微,尺中小紧,外证身体不仁,如风痹状。(《金匮要略》)

问曰:血痹病从何得之?师曰:夫尊荣人骨弱肌肤盛,重因疲劳汗出,卧不时动摇,加被微风,遂得之。(《金匮要略》)

黄芪三两,桂枝三两,芍药三两,生姜六两,大枣十二枚。上五味,以水六升,煮取二升,温服七合,日三服。(《金匮要略》)

黄煌教授认为,黄芪桂枝五物汤是古代血痹病的专方、传统的补气活血方,具有改善心脑供血及微循环、增强免疫等作用,适用于以肢体麻木、自汗而浮肿为特征的慢性疾病。

黄芪桂枝五物汤体质特点:多偏胖,肌肉松弛,皮肤缺乏弹性、比较湿润(黄芪体质);舌胖大紫暗,唇暗,四肢末端紫暗(桂枝体质);腹大而松软,按之无抵抗感,病人无痛胀感,食欲旺盛但不耐饥饿,饿则出汗、心慌、无力,虽大量进食依然有无力感(黄芪体质)。

这是一个57岁的女性病人,开始被诊断为肾病综合征,做了肾穿刺

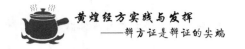
后被诊断为 IgA 肾病，使用糖皮质激素之后症状能够完全缓解，但是反复发作。这次在使用激素治疗半年后病情仍然是部分好转。激素甲泼尼龙（甲强龙）规律减量到每日 16mg，24 小时尿蛋白定量一直维持在 1g 左右。这个病人初始不愿服用中药治疗，但是由于激素的副作用和蛋白尿不消失，在我的建议下同意加用中药治疗。

病人 2017 年 4 月 20 日就诊时，服用甲泼尼龙 8mg，诉有手麻、双下肢水肿、视物模糊。再看看病人的其他表现：满月脸，肤白易汗，舌质淡红，苔薄白，脉细，故选用黄芪桂枝五物汤加减治疗。黄芪 30g，桂枝 12g，白芍 10g，石斛 10g，用生姜 5 片和小红枣 5 个煮开水后冲服。使用 2 周后即 2017 年 5 月 5 日左右，病人水肿、手麻明显好转。原方继续使用 2 周。

2017 年 5 月 25 日复诊，手麻、水肿消失，复查 24 小时尿蛋白定量 0.15g。自诉左眼仍有流泪，原方加密蒙花、夏枯草。病人前后使用中药 2 个月左右蛋白尿恢复至正常范围，激素逐渐减量并停用。一年后随访未复发。

该病人为久病，有肢体的麻木，也就是黄芪桂枝五物汤方证"外证身体不仁，如风痹状"的特点，当然也有血痹病的特点，以及黄煌教授总结的以浮肿为表现的疾病（此类疾病如肥胖、高脂血症、慢性肾炎、肾病综合征、肾功能不全、尿毒症等，病人为 IgA 肾病）；再看看这个病人的特点，长期使用激素，形体偏胖，肤白易汗，水肿，符合尊荣人的表现（黄芪桂枝五物汤体质）。因此，方证、疾病、体质也就是方、病、人三者统一，故效果理想。

还有一个 65 岁男性病人，侯某，以"发现血肌酐升高半年"就诊，初诊时间是 2018 年 6 月 14 日。病人 2017 年 11 月因后腹膜纤维化（具体原因不明）逐渐出现血肌酐升高，最高至 900μmol/L，曾予以透析治疗，后予以双 J 管置入后血肌酐逐渐下降，多在 125~150μmol/L 波动，近期再次出现腰背部疼痛，查血肌酐升高至 171.2μmol/L，血红蛋白 126g/L。求中医治疗。平素有便秘，体位变化时腰背部疼痛明显。就诊时血压 100/60mmHg，左下肢静脉曲张，有轻度水肿，肾区叩击痛阴性。舌质淡红，苔薄白，脉细。再看一下病人，老年男性，面色和身体皮肤偏白，腹部膨隆，按压松软没有抵抗。考虑病人存在黄芪体质特点，并有葛根证以及瘀血证，故给予黄芪桂枝五物汤合桂枝加葛根汤合当归芍药散。黄芪 50g，桂枝 15g，生白芍 50g，生姜 15g，大枣 15g，当归 15g，川芎 15g，茯苓 30g，生白术 30g，泽泻 15g，葛根 30g。15 剂。

2018 年 7 月 5 日复诊，大便较前通畅，腰痛症状好转，复查肾功能：血肌酐 126.6μmol/L，尿素氮 6.23mmol/L。刻下仍时有腰酸、腰痛，口苦，舌质淡红，苔黄腻，脉细。原方加茵陈 15g、大黄 3g（颗粒剂备用，保证每日有大便至少一次）、蒲黄 15g、五灵脂 15g。20 剂。

后来在上方基础上微调，病人血肌酐逐渐下降，至 2018 年 9 月 6 日复查血肌酐 97.3μmol/L，且病人腰痛、便秘症状得到缓解。病人仍在随访中。

慢性肾病病人有一定特点，比如病程久、水肿、肥胖、糖尿病、蛋白尿，容易合并心脑血管疾病，部分病人曾经或正在使用激素等。针对黄芪体质的慢性肾功能不全病人，用黄芪桂枝五物汤治疗效果也很好。这个病人有黄芪体质的特点，乏力、腹部膨隆但是腹部松软无抵抗；当然也有腰痛的葛根证；加当归芍药散主要还是考虑病人有久病、疼痛、一侧肢体水肿、下肢静脉曲张的瘀血证，但此与桂枝茯苓丸的瘀血证有一定的差别。值得一提的是，病人便秘，使用大剂量的白芍可以起到一定的润肠通便的作用，亦可以起到很好的缓急止痛的作用，而对于慢性肾功能不全的病人，那些麻黄、附子以及毒性药物使用时就要非常谨慎了。

方 - 病 - 人学术体系是黄煌教授提出的精准使用经方的一种策略，临床上应重视经典方证相应，强调疾病的古今诊断，注重体质（方人、

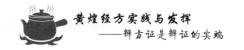
药人）辨证的统一，当然，这方证、疾病、体质背后也蕴含着病机。

临床中如果抓住病人证候、疾病、体质来使用黄芪桂枝五物汤，那么有效性将大大提高。当然，由于很多慢性肾病很复杂，病人证候、疾病、体质也不单一，故常常需要将经方联合使用。

# 柴归汤

黄煌教授讲过，中年女人用得最多的方子就是小柴胡汤合当归芍药散（又叫"柴归汤"）。不少人服药（每天只服一次，像服保健品一样）一两个月后，脸色明显好转（不枯黄了，色斑浅了），情绪好了，怕冷没了，疲倦感减轻了，甚至会有人说性冷淡也明显缓解了。柴归汤具有调气血、祛风湿寒热的功效，是免疫调节剂，适用于自身免疫性疾病以及女性体质调理。

推荐剂量：柴胡 15g，黄芩 5g，姜半夏 10g，党参 10g，生甘草 5g，当归 10g，川芎 15g，白芍 30g，茯苓 15g，白术 15g，泽泻 15g，干姜 10g，红枣 30g。水煎，每剂分两天服用。

柴归汤在临床使用非常广泛，尤其是对女性体质的调理。

*咽部充血＋痛经＋蛋白尿*

有一个 18 岁的女孩，既往有慢性肾炎病史，蛋白尿维持在 0.5~1g，有镜下血尿，平素容易发作扁桃体炎，而且每次发作后蛋白尿、血尿增加。后求助于我院肾病科门诊。这个病人有反复咽喉疼痛、咽部充血症状，提示有小柴胡汤的指征，当然这个女孩还有痛经。"妇人腹中诸疾痛者，当归芍药散主之"，我想这个肾脏疾病和痛经都属于腹中诸疾，而且我考虑这个病人的慢性肾炎属 IgA 肾病的可能性大，而 IgA 肾病是一种免疫相关的肾小球疾病，且现代研究表明柴归汤可以调节免疫，治疗很多种免疫相关性疾病，那用它来治疗一些有柴归汤方证特点的疾病效果就会增加，于是使用柴归汤加减。如咽痛明显，加一些清热解毒、清利湿热药物。

处方：柴胡 15g，黄芩 10g，姜半夏 10g，党参 10g，甘草 10g，当归 10g，川芎 10g，茯苓 15g，泽泻 10g，赤芍 15g，白芍 30g，生白术 10g，玄参 15g，桔梗 10g，蒲公英 30g，鬼箭羽 30g，茵陈 15g。

这个病人大概服用了 3 个月之后，蛋白尿下降至 0.1g 以内，痛经也好转了。

柴归汤是治疗女性痛经的好方子，当然从一定程度上来讲柴归汤还是一首可以通过调节免疫来降低蛋白尿的方剂。

*水肿 + 黄褐斑 + 性冷淡*

这是一位 45 岁的中年女性，在苏州打工，曾在我这里调理疲劳、失眠、水肿之类的疾病，吃了一个多月的中药后以上疾病症状皆缓解。2018 年因为对性生活毫无欲望，丈夫怀疑她有外遇，遂又来就诊。这个人个头偏矮，应该不到 150cm，人不胖，还算白净，颜面有少量的黄褐斑，但颜色不是很深，双眼睑有点水肿，就诊时，满脸的郁闷，诉说丈夫的误解。问问月经：量少，持续 2~3 天就没有了。看一看舌脉：舌淡红色，苔薄白，舌苔有点滑，脉弦细。腹诊：腹部并不膨隆，侧腹部稍有抵抗。腿诊：小腿部有一点点浮肿，并不是那种按之凹陷明显的水肿。开始我还是沿用了去年给她调理用的柴胡加龙骨牡蛎汤，但一周后并无明显改善。再次就诊时，她还是反复诉说丈夫的误解和自己的无奈。当时我立刻就想起黄煌教授曾讲过，柴归汤是经方中的"伟姐"。再看看这个人，默默不欲饮食（此处的饮食也可以延伸至很多方面，如上学、工作、生活等），情绪低落，而且又有水肿、黄褐斑、月经量少的表现，有使用当归芍药散的证据。我就说，这次给你换一个方子。当然这个方子就是小柴胡汤合当归芍药散，也就是柴归汤。初始处方一周。复诊时症状已好转，原方续用。又服近一个月后病人电话来报症状已无，丈夫的疑心已除。

国内有资料显示，在对 4700 例已婚妇女的普查中发现，性冷淡及性感不足者近 23%。临床上治疗女性性冷淡的经方有很多，从黄煌教授方

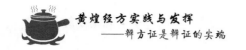
人的角度来选方是一个极好的思路，当然还需要结合疾病来考虑用方，因为病因是非常复杂的，而且性欲减退不会是与生俱来的，它受很多因素影响，包括社会心理因素、内分泌因素、神经性因素、药物及身体疾病等因素。考虑这些因素后综合用方，才能使疗效提高。临床上葛根汤、真武汤、黄芪桂枝五物汤、归脾丸、温胆汤都有机会使用。

不孕＋焦虑忧郁

记得在急诊科轮转时，常有一些特殊的病人，就是急诊室的医护人员。他（她）们工作非常辛苦，在班上节奏非常快，随时有危重病人到来，每个人都处于高度紧张的状态，都要倒夜班。很多护士的体质发生了变化，常常有这里或者那里的不舒服，还有些人生不出孩子。

这是一个抢救室的晚班。有个30岁刚刚出头的护士，想要二胎有一年了，但就是怀不上，几个月之前因失眠用中药调理了一下，后来睡眠好多了。她对自己怀不上二胎充满了抑郁和自责，"怎么就怀不上呢？怎么就怀不上呢！"我评估了一下这个护士的状况（面色有点黄暗，少了一点光泽，有点疲劳感，表情有点僵硬，眼睑有点肿，舌淡红，苔薄白，脉弦），认为她的体质可以使用当归芍药散。此方不仅可以帮助她怀孕，还可以让她脸色好些；她有忧郁状态，可以联合使用小柴胡汤。两方合用就是黄煌教授的柴归汤。开方15剂，嘱其早晚服用。到了快吃完药的时候，她说月经当天应该来了但是没来，要不要再调整一下药物，我让她把剩下的一剂方服完，第二天再去查血HCG，结果此项指标的数值已经到了四千多，她怀孕了。

不孕＋风湿病

有一个病人是我同学的妻子，他们已经育有一女，且近10周岁了，但是一直想得一子，可是备孕了一两年都没有怀上。有一次由于双手关节反复疼痛来找我，查了风湿组合、类风湿因子、血沉等，并没有明显异常，风湿科会诊后考虑为回纹型风湿症，也就是早期类风湿关节炎。这样的关节炎也属于自身免疫性疾病。再看一看这个人的体质，典型的柴胡体质啊。她因为生病和不能怀孕而忧虑重重，脸上也长了一点斑。我跟她说，我可以用中药试着治一下你的关节炎并为你调理身体备孕。于是乎我选择了小柴胡汤合当归芍药散。中药服用接近一月，病人即告诉我她怀孕了。

## 柴胡加龙骨牡蛎汤

伤寒八九日，下之，胸满烦惊，小便不利，谵语，一身尽重，不可转侧者，柴胡加龙骨牡蛎汤主之。（《伤寒论》第 107 条）

柴胡四两，黄芩一两半，人参一两半，桂枝一两半（去皮），茯苓一两半，半夏二合半（洗），大黄二两，龙骨一两半，牡蛎一两半（熬），生姜一两半（切），大枣六枚（擘），铅丹一两半。上十二味，以水八升，煮取四升，纳大黄，切如棋子，更煮一二沸，去滓。温服一升。（《伤寒论》）

黄煌教授认为，柴胡加龙骨牡蛎汤是古代的精神、神经、心理病用方，传统的安神定惊解郁方，具有抗抑郁、改善焦虑情绪、镇静、安眠、抗癫痫等作用，适用于以胸满、烦、惊、身重为特征的疾病。

柴胡加龙骨牡蛎汤体质特点：体形中等或偏瘦，营养状况中等；面色黄或白，神情抑郁，表情淡漠，疲倦貌；主诉以自觉症状为多，但体检无明显器质性改变；大多伴有睡眠障碍，多噩梦，易惊，有不安感，食欲不振，意欲低下，乏力，畏冷，大便或秘或泻，或有关节疼痛；脉多弦，胸胁苦满，两胁下按之有抵抗感。

眼肌痉挛＋乏力＋内热

这是一个 42 岁左右的中年男性，是一个律师。自诉眼睑不自主跳动，频繁眨眼，外院诊断为眼肌痉挛，予口服药物效果不理想，曾建议病人必要时行肉毒碱注射。病人求助中医。2017 年 8 月 3 日初诊时，病人频繁眨眼，不能控制，眼睛不大，少神，可见"川"字眉，平素容易疲劳，乏力，面部油多，大便臭秽、黏马桶，睡眠尚可。舌淡红，苔黄腻，脉

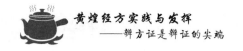

弦。腹诊：两侧腹部有抵抗。

处方：柴胡 15g，黄芩 10g，半夏 10g，党参 10g，甘草 10g，桂枝 15g，茯苓 10g，大黄 5g，煅龙骨 15g，煅牡蛎 15g，磁石 15g，炒白芍 30g，生姜 10g，大枣 10g。7 剂，水煎服。

2017 年 8 月 16 日复诊，自诉眼肌痉挛已经明显好转，就诊时已无异常眨眼动作。自诉既往有散在湿疹，色淡红，有瘙痒感，舌质淡红，苔稍黄腻，脉弦。原方加地肤子、白鲜皮。

病人整体表现出柴胡体质的特点：有"川"字眉，眼裂不大，腹诊两侧腹部有抵抗，脉弦。病人有乏力症状，考虑存在"一身尽重"，故用柴胡加龙骨牡蛎汤调理病人体质。芍药甘草汤的适应证是脚挛急，就是下肢腓肠肌痉挛，其可进一步转化为骨骼肌痉挛，后又可以延伸至平滑肌痉挛，如子宫痉挛、气管痉挛、胃肠道痉挛、血管痉挛等。

这个病人疾病明显好转应该是因使用了柴胡加龙骨牡蛎汤调理体质，又结合芍药甘草汤对应当前有痉挛的特点，两方合用故而起效。

# 乌梅丸

厥阴之为病，消渴，气上撞心，心中疼热，饥而不欲食，食则吐蛔，下之利不止。（《伤寒论》第 326 条）

厥阴病，欲解时，从丑至卯上。（《伤寒论》第 328 条）

伤寒脉微而厥，至七八日肤冷，其人躁，无暂安时者，此为脏厥，非蛔厥也。蛔厥者，其人当吐蛔。今病者静，而复时烦者，此为脏寒。蛔上入其膈，故烦，须臾复止；得食而呕，又烦者，蛔闻食臭出，其人常自吐蛔。蛔厥者，乌梅丸主之。又主久利。（《伤寒论》第 338 条）

乌梅三百枚，细辛六两，干姜十两，黄连十六两，附子六两（炮，去皮），当归四两，蜀椒四两（出汗），桂枝六两（去皮），人参六两，黄柏六两。上十味，异捣筛，合治之，以苦酒（即酸醋）渍乌梅一宿，去核，蒸之五斗米下，饭熟，捣成泥，和药令相得，纳白中，与蜜杵二千下，丸如梧桐子大，先食，饮服十丸，日三服，稍加至二十丸。禁生冷，滑物，臭食等。（《伤寒论》）

黄煌教授认为，乌梅丸是古代治疗蛔厥的专方，也用于久利，有通阳止痛、止呕利、除烦等功效，适用于以厥冷、腹部绞痛、烦躁、呕吐、腹泻为特征的寒热虚实交错的病证。

乌梅丸体质特点：体瘦，脸色多黄，或青黄中略有浮红，手足冷，舌红，脉弦硬；有焦虑、抑郁，以及失眠，或呕吐、嗳气、反流、腹痛、腹泻表现，腹痛时腹部或有包块隆起攻冲；半夜或凌晨发病者居多。

*功能性夜尿增多*

这个病人是一位 49 岁的男性。病人近一周无明显诱因出现夜尿增多，7~10 次 / 夜，半夜 12 点至次日凌晨 3 点时显著，汗不多，胃纳可，大便偏稀，有肾结石、高血压病史。舌质暗红，苔薄白，脉弦。考虑病人夜尿增多在下半夜明显，而且大便偏稀，故选择乌梅丸治疗。

处方：乌梅 30g，细辛 3g，干姜 10g，黄连 15g，制附片 10g，当归 10g，桂枝 10g，炒党参 10g，黄柏 6g，五倍子 10g，花椒 5g，鸡内金 10g，益智仁 5g。

2017 年 1 月 18 日复诊，夜尿减少至 2 次，大便成形，有汗，舌质红，苔薄白，脉弦。原方桂枝增加到 15g，益智仁增加到 10g。

*下半夜腹泻 + 慢性肾功能不全*

王某，男，55 岁，患 2 型糖尿病 40 余年，有高血压、慢性肾功能不全、左肾积水病史，2017 年 4 月 28 日因心功能不全入院。入院查肾功能：尿素氮 17.72mmol/L，血肌酐 319μmol/L。既往有慢性腹泻病史，凌晨 1~5 点每小时要解一次大便，质稀，无腹痛，长期间断服用诺氟沙星（氟哌酸）、头孢拉定等。入院时见：双下肢水肿，面白少华，乏力，少气懒言，气息尚平稳，舌质红，舌苔薄黄，脉细。考虑病人下半夜腹泻症状

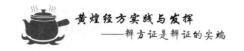

明显，首先考虑乌梅丸。

处方：乌梅 50g，细辛 6g，干姜 10g，黄连 10g，制附片 20g，当归 10g，花椒 10g，桂枝 15g，白参 10g，黄柏 10g。根据情况调整，共服用8剂。

2017 年 5 月 10 日复诊，腹泻好转，复查血肌酐 220.1μmol/L。当然这个病人因为有心功能不全，故也予以相关利尿治疗。

我曾经用两个字概括乌梅丸的特点，就是"仙丹"。

第一，乌梅丸中一半是"仙药"。《神农本草经》中上药一百二十种，主养命以应天，无毒，多服、久服不伤人。《神农本草经》的上药大多为古代的"仙药"。组成乌梅丸的 10 味药物均见于《神农本草经》，其中 5 味是上品药，3 味是中品药，2 味是下品药。

第二，乌梅丸可以治"鬼门病"。有人认为厥阴病的基本定义，就是人体"黏合阴阳"的厥阴风木之气失去作用，而令一个人阴阳分裂（本来寒与热应当是互相调和的，现反而变成互相攻击）。厥阴又是"鬼门"，是阴尽阳生的地方，因此我认为厥阴病又是鬼门病。从证候分析，厥阴病属于六经病阴阳胜复、寒热错杂的证情。厥阴病之"厥"，由阴阳气不相承接所致。厥阴病发厥者，当辨析其寒热以决定治法，治宜清上温下，根据病情常常可选择乌梅丸。乌梅丸是治疗厥阴病的主方，厥阴又是鬼门，故乌梅丸可以治鬼门病。

第三，乌梅丸可以治疗"妖病"。《伤寒论》第 328 条言："厥阴病，欲解时，从丑至卯上。"这段时间正值阴气将尽，阳气初生，正属厥阴当令。依据厥阴病欲解时与厥阴的相关性，如果具有代表性意义的症状在下半夜发作（下半夜 1 点到 3 点），也就是这个时辰症状出现或加重，多考虑属厥阴病。这是使用乌梅丸的一个重要指征。疾病在下半夜到点发作或者加重还是带有很大"妖气"，所以我归纳这是一种"妖病"。顾植山教授有很多这方面的精彩案例。

第四，乌梅丸可治久病、复杂病。伤寒传变特点有这样一说："伤寒、中风，一日太阳，二日阳明，三日少阳，四日太阴，五日少阴，六日厥阴，日传一经，六日而遍，此定数也。"因此，厥阴病相对其他而言则是久病。清代以来，诸多医家认为，厥阴病的特点是"消渴，气上撞心，心中疼热，饥而不欲食，食则吐蛔，下之利不止"。"主久利"提示乌梅丸可以治疗久病。另外，乌梅丸治疗复杂病则体现在其可以治疗寒热错杂、虚实夹杂、气血逆乱的疾病。

第五，乌梅丸用之不慎也有毒。临床上我们常常将乌梅汤代替乌梅丸使用，当乌梅丸改为汤药时，如果方证相合，多数能快速起效，如无效则说明方证不合。另外，即使是"仙丹"也还是有毒的，乌梅丸（汤）亦符合此特点，故不适合久服、大剂量服。

这两个病人的疾病在下半夜发作或者加重，是使用乌梅丸的指征。

### 当归四逆汤

手足厥寒，脉细欲绝者，当归四逆汤主之。（《伤寒论》第351条）

当归三两，桂枝三两（去皮），芍药三两，细辛三两，甘草二两（炙），通草二两，大枣二十五枚（擘）。上七味，以水八升，煮取三升，去滓。温服一升，日三服。（《伤寒论》）

黄煌教授认为，当归四逆汤是古代治疗手足厥冷的专方，有温经止痛的功效，具有扩张末梢血管、抑制血小板聚集及动－静脉旁路血栓形成、改善血液循环、镇痛抗炎等作用，适用于以腹痛、头痛、关节痛而手足冷为特征的疾病。

当归四逆汤体质特点：面色青紫或苍白，无光泽，无浮肿，多干燥；四肢冰冷，指尖为甚，多伴有麻木、冷痛，皮肤暗红甚至青紫，遇冷更甚，甚至甲色、唇色、面色、耳郭苍白或乌紫；头痛、牙痛、胸痛、背痛、关节冷痛、女子痛经等，其痛多为刺痛、绞痛、牵扯痛等；脉或细弱，或细弦，一般多见缓甚至迟。

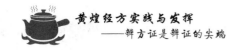

下半夜发作和加重的疾病符合乌梅丸的适用指征，但是并不绝对。

有一个男性病人，68 岁，以前是一个渔民，既往有尿血、高血压、房颤病史，平素服用阿司匹林。初诊：睡眠差，下半夜醒后不容易入睡，结膜充血，舌质暗红，苔薄黄，脉弦，有冻疮病史，双手紫暗。我当时考虑证属寒热错杂，再加下半夜容易醒，就用了乌梅丸。乌梅 30g，细辛 6g，桂枝 6g，肉桂 6g，黄连 3g，黄柏 6g，炒当归 10g，党参 10g，干姜 6g，制附子 9g，甘草 3g。6 剂。

一周后复诊，病人自诉症状毫无改善，仍有手足冷、眠差，结膜充血无改变，舌质红，苔薄白，脉弦细。再次考虑病人有冻疮病史、手足冷，予以当归四逆汤原方 10 剂。当归 15g，桂枝 15g，白芍 15g，细辛 3g，炙甘草 10g，通草 5g，大枣 30g，生姜 5 片。

再过两周后复诊，病人自诉尿血好转，睡眠改善，手足冷，皮肤暗红，舌质淡红，苔薄白，脉细。当归四逆汤继续使用。这个病人用乌梅丸无效后，我抓住了病人冻疮、手足冷的表现，换用当归四逆汤而起效。

## 温经汤

妇人年五十所，病下利数十日不止。暮即发热，少腹里急，腹满，手掌烦热，唇口干燥，何也？师曰：此病属带下，何以故？曾经半产，瘀血在少腹不去。何以知之？其证唇口干燥，故知之，当以温经汤主之。（《金匮要略》）

亦主妇人少腹寒，久不受胎，兼取崩中去血，或月水来过多，及至期不来。（《金匮要略》）

黄煌教授认为，温经汤是古代的女科专方、经典的调经方与美容方，具有类雌激素样作用，适用于以羸瘦、唇口干燥、手掌干枯、少腹不适、腹泻为特征的月经不调、闭经、不孕症等妇科疾病，以及女性瘦弱干枯体质的调理。

温经汤体质特点：体形中等或偏瘦或消瘦，皮肤干枯发黄发暗，缺乏光泽，或潮红，或暗红；口唇干燥干瘪而不红润，或疼痛或有热感。毛发出现脱落、干枯、发黄，易于折断。腹壁薄而无力，小腹部有拘急、疼痛或腹胀感。有些病人的手掌、脚掌干燥，摩擦后沙沙作响，容易裂口或有毛刺，或有疼痛或发热感。小腿皮肤干燥，无毛。女性多月经周期紊乱或闭经，不规则阴道出血，或多或少，色淡或黑色；或有痛经，或难以怀孕，或易于流产；大多有产后大出血，过度生育或流产，或过早做子宫切除，或长期腹泻，或久病，或营养不良等既往史，抑或绝经年老。

这个女病人，45岁，是我们医院的一个机关干部，也是别人推荐来找我的。她主要的不舒服是手足皲裂，瘙痒明显，有淡红色皮疹，皮肤科考虑为湿疹，使用外用药物和内服疏风止痒药物均效果不理想。我再询问病人，知其伴有口唇干，月经量少，手痒至凌晨3点明显，夜寐差，舌质淡红，苔薄白，脉缓。我没有选择乌梅丸，选择了温经汤。吴茱萸15g，当归10g，川芎10g，白芍10g，党参10g，桂枝10g，阿胶10g，牡丹皮10g，生姜10g，甘草10g，半夏10g，麦冬20g，乌梅30g，防风10g，柴胡10g。7剂，每日1剂。

一周后复诊，自觉双手皲裂、瘙痒好转，仍有夜间痒醒，予以上方加黄连3g。剂量服法调整为2天服用1剂。建议病人使用百雀羚（含猪油）外用。前后一个多月，病人双手的湿疹得到了控制。

记得近期有一个60岁的女性病人，双手发黄约40年，多次查肝功能、血常规，但都没有问题。家人看不下去了，建议她用中药调理。病人除了手黄、右手局部有湿疹外，并没有其他特殊症状。开始我用有健脾作用的理中汤给她治疗大半个月，但毫无寸效。病人再次就诊时，我想起了黄煌教授提到过，温经汤是一首美手方，我再问其有无口唇干燥，病人说有，所以我立即予以处方温经汤。病人服用一个月左右过来复诊，告诉我手黄好转了。

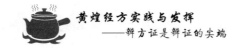

温经汤还可用于以下两种女人：一种是因节食或者过度减肥而出现面容憔悴、过早衰老的女性；另一种就是绝经后因雌激素下降出现疲劳、乏力、缺乏激情，如更年期女性。

# 肾气丸

男子消渴，小便反多，以饮一斗，小便一斗，肾气丸主之。(《金匮要略》)

虚劳腰痛，少腹拘急，小便不利者，八味肾气丸主之。(《金匮要略》)

夫短气有微饮，当从小便去之，苓桂术甘汤主之，肾气丸亦主之。(《金匮要略》)

问曰：妇人病，饮食如故，烦热不得卧，而反倚息者，何也？师曰：此名转胞，不得溺也。以胞系了戾，故致此病。但利小便则愈，宜肾气丸主之。(《金匮要略》)

脚气上入，少腹不仁者，八味丸主之。(《金匮要略》)

干地黄八两，薯蓣四两，山茱萸四两，泽泻三两，茯苓三两，牡丹皮三两，桂枝、附子(炮)各一两。右八味，末之，炼蜜和丸梧子大。酒下十五丸，加至二十五丸，日再服。(《金匮要略》)

柯琴认为，"肾气丸纳桂、附于滋阴剂中十倍之一，意不在补火，而在微微生火，即生肾气也，故不曰温肾，而名肾气"。

黄煌教授认为，肾气丸是古代的理虚方、经典的老年病用方。其有温阳利水强壮等功效，适用于以腰痛膝软、少腹拘急、小便不利为特征的疾病和老年人的调理。

肾气丸体质特点：面色偏黑，体形较胖，肌肉松软，或逐渐消瘦，脉象弦硬，舌胖大嫩红，常见于中老年人；脐腹部硕大，脐以下松软无力或者上腹部松软无力而下腹部拘急不适；食欲旺盛，但容易疲劳，时常出现烦热感；或心悸胸闷，或头昏，或腰膝酸软、下半身尤其下肢常感寒冷，或小便频，或尿失禁，或有浮肿，或性功能低下。

这个病人是一位 40 岁左右的患有慢性肾功能不全的中年男性，以前有高血压病史，发现血肌酐升高有一年，肌酐为 100~120μmol/L。近期查血肌酐 122.1μmol/L，尿酸 487μmol/L。刻下症状：耳鸣，头痛，腰酸乏力，多梦，舌质淡红，苔薄白，脉弦。

处方：党参 15g，黄芪 30g，熟地黄 30g，山茱萸 15g，炒山药 15g，牡丹皮 10g，泽泻 10g，淫羊藿 20g，巴戟天 10g，茵陈 30g，熟大黄 10g，五灵脂 15g，磁石 20g。14 剂。

2 周后复诊，血肌酐 89.8μmol/L，尿素氮 7.17mmol/L，尿酸 504μmol/L，仍诉有耳鸣、头痛、多梦，舌质淡红，苔薄白，脉沉细。原方加葛根。

一个月后复查血肌酐 77μmol/L，仍有耳鸣。原方加川芎、白术。

中医药在延缓慢性肾病的进展、改善病人症状方面积累了丰富的经验，在减轻病人症状、改善营养状态、延缓疾病进展、预防感染、提高病人生活质量等方面有独特的优势。

传统中医的疗效评估主要还是依据病人的症状和体征改变。慢性肾功能不全病人常常出现水肿，并可有少尿、心悸、气急等凶险变证出现，温阳利水的方法在中晚期慢性肾病病人中应用甚广。中晚期慢性肾病病人常常出现湿胜阳微的临床表现，如小管间质损伤，浓缩稀释功能障碍则夜尿增多，小便清长；低蛋白血症、球管失衡、水钠潴留而表现出水肿。以上临床表现可同时出现，属中医之阳虚证。因此，温阳化湿利水法可应用于肾病导致的贫血、水肿、夜尿增多、尿液清长。

慢性肾功能不全可以从虚劳论治，如《金匮要略·血痹虚劳病脉证并治》云："虚劳腰痛，少腹拘急，小便不利者，八味肾气丸主之。"此书提出了肾气丸的应用指征，这其实也符合肾衰的临床表现。肾气丸的最显著特点是符合肾脏特点的阴阳配伍。王绵之教授认为："正因为它是一个平

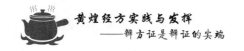

补方，所以它是一个基础方，掌握了这个方剂的这一特点，在病不急的情况之下用它，在病有变化的时候，就得随着变化加减用药。"我个人认为，参芪地黄汤、肾气丸、真武汤这三首方剂对应的阳虚证候是由轻到重的。

# 半夏厚朴汤

妇人咽中如有炙脔，半夏厚朴汤主之。(《金匮要略》)

半夏一升，厚朴三两，茯苓四两，生姜五两，干苏叶二两。上五味，以水七升，煮取四升，分温四服，日三夜一服。(《金匮要略》)

黄煌教授认为，半夏厚朴汤是古代治疗咽中异物感的专方。其有理气除胀、化痰利咽的功效，适用于以咽喉异物感乃至躯体感觉异常、腹胀、恶心为特征的疾病。

半夏厚朴汤体质特点：营养状况较好，目睛大而明亮，有光彩，肤色滋润或油腻，或黄暗，或有浮肿貌，但缺乏正常的光泽。个头中等，体形肥胖者居多。主诉较多而怪异，表情丰富，有情绪化倾向，多疑多虑，经常反复询问。易于精神紧张，眼神飘忽不定，情感丰富而起伏较大。平时易惊，有恐惧感，易患白大衣高血压，恐高，晕车等。易于出现恶心感、咽喉异物感、黏痰等。如刷牙或看见秽物时，或精神压抑时容易出现恶心。易于头痛头晕，易于失眠，夜间多梦，尤其是多噩梦。容易心悸，容易肢体麻木疼痛等。脉象大多正常，或滑利。舌象多数正常，或舌苔偏厚，或干腻，或滑苔黏腻，或舌边有两条由细小唾液泡沫堆积而成的白线，或有齿痕舌。

这是一位典型的梅核气病人，现在都要出院了。病人是一位80岁的女性，10天前从门诊收入院。病人一个多月前无明显诱因出现咽喉中有痰，咳之不出、咽之不下，夜间因为喉中的痰块而出现胸闷，不能平卧，需半卧位方可入睡。当时在门诊我就给病人针刺了天容穴一次，病人自觉症状得到了明显缓解，于是对中医深信不疑。但是她毕竟已经80岁高龄了，有必要进行相关检查，排除器质性疾病。还好住院后的喉镜、胃镜检查都没有发现器质性问题。

病人总体上偏瘦弱，皮肤白净，脸上皱纹虽多，但是看不出已经80岁了，双目灵活有神，舌质淡红，苔白腻，脉弦滑。咽喉中有痰，咳之不出、咽之不下，就是"咽中如有炙脔"，故用半夏厚朴汤治之。姜半夏25g，茯苓20g，厚朴10g，苏梗15g，生姜25g，瓜蒌皮30g，薤白头20g。就是多亏了这张方子，当然还有住院期间的针灸，病人出院时咽喉之痰已经去了八分。

## 薯蓣丸

虚劳诸不足，风气百疾，薯蓣丸主之。（《金匮要略》）

薯蓣三十分，甘草二十八分，大枣百枚（为膏），当归、桂枝、曲、干地黄、豆黄卷各十分、人参（七分）、芎䓖、芍药、白术、麦门冬、杏仁各六分，柴胡、桔梗、茯苓各五分，阿胶七分，干姜三分，白蔹二分，防风六分。上二十一味，末之，炼蜜和丸，如弹子大。空腹酒服一丸，一百丸为剂。（《金匮要略》）

《医宗金鉴》评价薯蓣丸："风中其内之气分，则病百疾，主之以薯蓣丸，散诸风邪，补诸不虽，滋诸枯槁，调诸荣卫，故其药温润共剂，补散同方也。"

黄煌教授认为，薯蓣丸是古代的强壮剂、理虚方，适用于以消瘦、神疲乏力、贫血为特征的疾病。

薯蓣丸体质特点：体形瘦削，皮肤干枯，贫血貌，或外貌尚可而体重已明显下降，皮肤松弛；脉细弱，舌淡嫩；容易感冒，容易咳嗽吐痰，或伴有低热者；食欲不振，大便容易不成形，容易浮肿或者体腔积液；多见于高龄、肿瘤手术化疗以后、胃切除后、肺功能低下、大出血以后、极度营养不良者。

病房里的一个患有系统性淀粉样变性的病人要出院了，病人的精气神明显较前好转。这个病人才48岁，是家里的顶梁柱，确诊系统性淀粉样变性已经有8个月了，疾病累及肾脏、心脏、胃肠道、血管，病人因血压低，血液透析中必须要输注白蛋白。病人平素难以进食，极度乏力，又有腹泻、便秘交替的表现，形体骨瘦如柴，腹中还有积液，整天忧郁愁苦，孩子也因父亲患病而放弃学业。病人来的时候对自己已毫无信心。

系统性淀粉样变性其实是一种恶性血液肿瘤，需要化疗，或者自体干细胞移植。但是看看病人，极度虚弱，血液科会诊后还是建议化疗以期获得一线希望，但是家属和病人都不愿意。说实话，作为一名经方医生，我也不赞同病人去化疗。黄煌教授也曾经讲过他治疗恶性肿瘤的思路是：治癌留人。

说实话，对这个病我们没有经验，不知道怎么治疗。当我们治病无从下手的时候，还可以从体质切入。其为虚劳体质，故从虚劳论治。"虚劳诸不足，风气百疾，薯蓣丸主之"，于是选用薯蓣丸原方去白蔹。大约经2周的调理，病人精气神已经较前明显好转，但是仍有大便不畅，进食伴恶心。我建议病人平素通过食用蜂蜜治疗。

处方：山药60g，当归20g，桂枝20g，干姜6g，生地黄20g，六神曲20g，豆卷20g，甘草10g，白参20g（35支），川芎12g，炒白芍12g，炒白术12g，麦冬12g，杏仁12g，柴胡10g，桔梗10g，茯苓10g，阿胶15g，防风12g，大枣20g，制附片15g。

值得一提的是，由于病人畏寒明显，我加用了附子。附子初始用量是15g，病人服用了3剂后，我们的管床医生将附子增加到30g，病人服用后出现了燥热。再回过头来看，对于虚劳病，不能求急功。当然因为薯蓣丸原方中有白蔹，而十八反中明言"半蒌贝蔹及攻乌"，故薯蓣丸与乌头类不宜合用。虽然现代研究对十八反、十九畏有很多争议，但是我也赞同暂时不要突破这样的壁垒，至少暂时是这样。

# 猪苓汤

若脉浮，发热，渴欲饮水，小便不利者，猪苓汤主之。（《伤寒论》第 223 条）

阳明病，汗出多而渴者，不可与猪苓汤，以汗多胃中燥，猪苓汤复利其小便故也。（《伤寒论》第 224 条）

少阴病，下利六七日，咳而呕，渴，心烦不得眠者，猪苓汤主之。（《金匮要略》）

师曰：五脏病各有所得者愈，五脏病各有所恶，各随其所不喜者为病。病者素不应食，而反暴思之，必发热也。夫诸病在脏，欲攻之，当随其所得而攻之。如渴者，与猪苓汤。余皆仿此。（《金匮要略》）

猪苓（去皮）、茯苓、泽泻、阿胶、滑石（碎）各一两。上五味，以水四升，先煮四味，取二升，去滓，纳阿胶烊消。温服七合，日三服。（《金匮要略》）

《古今名医方论》赵羽皇曰："仲景制猪苓一汤，以行阳明、少阴二经水热，然其旨全在益阴，不专利水。盖伤寒在表，最忌亡阳，而里虚又患亡阴。亡阴者，亡肾中之阴与胃中之津液也。故阴虚之人，不但大便不可轻动，即小水亦忌下通，倘阴虚过于渗利，津液不致耗竭乎？方中阿胶养阴，生新祛瘀，于肾中利水，即于肾中养阴。滑石甘滑而寒，于胃中去热，亦于胃家养阴。佐以二苓之淡渗者行之，既疏浊热，而又不留其瘀壅，亦润真阴，而不苦其枯燥，源清而流有不清者乎？顾太阳利水用五苓者，以太阳职司寒水，故急加桂以温之，是暖肾以行水也。阳明、少阴之用猪苓，以二经两关津液，特用阿胶、滑石以润之，是滋养无形以行有形也。利水虽同，寒温迥别，惟明者知之。"

黄煌教授认为，猪苓汤是古代的治淋专方。其具有清热利尿止血的功效，可通治尿路感染，适用于以尿频、尿急、尿痛、排尿窘迫、尿失

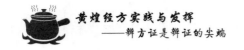
禁等一系列尿路刺激症状为特征的疾病。

尿路感染非常常见，每位女性一辈子都可能会发作一两次。大多数病人会使用抗菌药，比如左氧氟沙星、头孢类药物或磺胺类药物等。这些药物效果的确挺好，但我有一个观点，对于西医治疗效果很好的疾病，中医治疗的效果也是不差的。

这是一位二十多岁的年轻女性，因为尿频、尿急、尿痛就诊，尿道有灼热感，没有发热，无恶心呕吐，无腹痛，唇红，结膜红，舌质红，苔薄白，脉弦滑。腹诊：小腹部有抵抗。这个病人属于热淋，按照教材应该使用八正散，但我并没有选择八正散，而是选择了经方猪苓汤。值得注意的是，由于猪苓、阿胶昂贵，所以我减少了猪苓的剂量，并且使用生地黄、旱莲草代替了阿胶。猪苓10g，茯苓20g，泽泻15g，生地黄20g，旱莲草30g，六一散15g。开了4剂方子。到了第4天，病人复诊，症状已经消失。

历代著作对猪苓作用记载明确，主要就是利水湿而不伤正气，还有解毒、开腠理。《神农本草经》谓其："主痎疟，解毒，蛊疰不祥，利水道，久服轻身耐老。"《本草纲目》言："猪苓淡渗，气升而又能降，故能开腠理、利小便，与茯苓同功。但入补药，不如茯苓也。"《本草求真》记载猪苓"性虽有类泽泻，同入膀胱、肾经，解热除湿，行窍利水，然水消则脾必燥，水尽则气必走。泽泻虽同利水，性亦类燥，然咸性居多，尚有润存。泽泻虽治火，性亦损气，然润能滋阴，尚有补在。故猪苓必合泽泻以同用，则润燥适均，而无偏颇之患矣。"

值得注意的是，猪苓汤对单纯性下尿路感染效果较好，对于复杂性尿路感染、急性肾盂肾炎，其使用时多需要联合西药抗感染治疗。

## 木防己汤

膈间支饮，其人喘满，心下痞坚，面色黧黑，其脉沉紧，得之数十

日，医吐下之不愈，木防己汤主之。虚者即愈，实者三日复发，复与不愈者，宜木防己汤去石膏加茯苓芒硝汤主之。（《金匮要略》）

木防己三两，石膏十二枚（如鸡子大），桂枝二两，人参四两。上四味，以水六升，煮取二升，分温再服。（《金匮要略》）

木防己汤是一个非常好的利水、扩血管、强心的方剂，目前在治疗水肿性疾病、心功能不全、肾病等方面有很大优势。病人常常表现为心下痞坚，剑突下坚硬感，尿量减少，浮肿，伴有气短、心悸、喘鸣等特征。

病人蒋某，是一位48岁的肥胖男性，身高168cm，体重106kg，身体质量指数（BMI）为37.5。半年前无明显诱因出现口干欲饮水，多饮、多尿，体重下降约11kg，伴胸闷气促、头晕，活动后明显，无视物模糊，无咳嗽咳痰，无恶心呕吐，无畏光，无关节酸痛，无发热，无尿急、尿痛，自测空腹末梢血糖11mmol/L。既往发现血压升高5年，血压最高160/130mmHg，未予治疗。

入院后评估，餐后血糖最高值为21mmol/L，空腹血糖最高值为11mmol/L。诊断为2型糖尿病、高血压病3级（极高危）。

入院时症状：口干、多饮、多尿，爬二楼即感胸闷气促，时有头晕，小便泡沫增多，胃纳可，大便正常，夜寐打鼾严重。体态体貌：体胖，颜面油光，反应迟钝。近半年来体重下降约11kg。舌红，苔白腻，脉沉弦。腹诊：腹部膨隆，腹中线突出。

2019年5月21日开始服用大柴胡汤，自觉难以下咽。2019年5月24日调整处方。防己30g，生石膏60g，北沙参30g，桂枝30g，黄连20g，瓜蒌皮30g，甘草10g，麻黄10g。口服，每日2剂。

此方服用2周后，病人餐后血糖下降到7.6mmol/L，空腹血糖下降到6mmol/L。值得注意的是，病人血压也从160/100mmHg左右下降到120/80mmHg。

# 第二部分　黄煌经方传承与思考

## 黄煌经方转化思路探讨

中医是智慧的，经方更是如此，那又如何体现"智慧"这两个字呢？这里有一个词叫"转化"。这是一种变通思维，也体现着中医人的悟性。在跟随黄煌教授学习经方的 3 年多时间里，我时刻都能体会到经方的智慧，这得益于黄煌教授将枯燥乏味、理论深奥的经方语言进行了转化，对经方进行了解码，对经方适用的疾病和体质进行了转化。

黄煌教授曾师从多位名老中医，深入学习和研究过中医各家学说，后又转攻经方方证研究。如何在当代社会应用好已经传承约 2000 年的经方，黄煌教授为后辈们提出了方证转化应用的思路。那些认为"古方不治今病"的人是不懂得转化思路的，那些认为经方局限性过多的人是中医思维狭隘的人。

这里的转化包括多个方面和不同层面，可以是从中医基础到临床实践，可以是从古代语言到现代医学术语，可以是从中医方剂功效到现代对应疾病。黄煌教授的经方转化思路为我们提供了实用高效的研究和应用经方的方法。

1. 将方证、药证转化为立体化的方人、药人

胡希恕先生曾提出"辨方证是辨证的尖端"，临床医生要追求方证相应以提高疗效。但是我们面对的经方方证是古人的晦涩枯燥描述，而且

临床病人表现的是复杂多变的症状，故用好方证辨证还是有难度的。黄煌教授根据张仲景方证的描述，用通俗易懂的语言将很多方剂或者药物对应为人的特点，即根据病人的体形体貌、心理行为、发病趋势及家族疾病谱系等特征对其进行体质判断，运用经方进行调治，并从生活起居、饮食习惯、心理调节等多个方面对其进行综合调理。病理体质是疾病的"培养基"，根据"方人相应"学说，临证时从体质辨识切入使用经方，更容易做到方证相应。在此之前需要做的一项工作就是要将药证、方证转化为药人、方人。

所谓"药人"，就是适合长期服用某种药物及其类方的体质类型。这种体质，服用这种药物及其类方，往往起效快，而且相对安全。比如说柴胡体质病人体形中等或偏瘦，面色微暗黄，或青黄色，或青白色，缺乏光泽，表情严肃，肌肉比较坚紧，舌苔正常或偏干；主诉以自觉症状为主，对气温变化反应敏感，情绪波动较大，食欲易受情绪的影响，四肢冷；若为女性则月经周期不准，经前多见胸闷、乳房胀痛结块等；易患精神疾病、神经系统疾病、免疫系统疾病、呼吸系统疾病、胆道疾病。柴胡体质是适合长期服用柴胡及柴胡类方的一种体质类型。代表方为小柴胡汤、柴胡桂枝汤、柴胡加龙骨牡蛎汤、四逆散等。从病机来看，此类病人在疾病状态中多表现为气机的郁滞或逆乱，或外邪郁于半表半里不易透发，或肝胆胃的气机易于逆乱，或气滞，或血瘀。我在跟随黄煌教授学习的过程中，根据其对药人的描述，以及自己的一些理解，进一步归纳总结了药人的特点，比如柴胡体质的狭隘、麻黄体质的闭塞、半夏体质的完美、大黄体质的积滞、黄芪体质的绵柔、桂枝体质的娇嫩、人参体质的羸弱，等等，这样可以执简驭繁地了解药人的特点。

所谓"方人"，即对某方有效而且适合长期服用某方的体质类型。比如对那些服用温经汤有效，而且长期服用也比较安全的病人，我们常常认为其为温经汤体质。方人转化更有意义，因为方人转化后，可以直接指导临床。黄煌教授对小柴胡汤体质、黄芩汤体质、大柴胡汤体质、桂枝茯苓丸体质、温经汤体质、葛根汤体质、炙甘草汤体质、薯蓣丸体质、四逆散体质、桂枝加龙骨牡蛎汤体质等的描述，非常形象、客观、实用。将方证转化为方人时，平面化的证就成了立体化的有血有肉的人，经方临床使用的有效性、安全性明显增强。我也根据黄煌教授总结的方人描述，进一步概括了一些经方对应的人的特点："慈母综合征" – 归脾丸体质；"严父综合征" – 大柴胡汤体质；"表闭积滞内热综合征" – 防风通圣散体质；"懒人综合征" – 黄芪桂枝五物汤体质；"黄脸婆综合征" – 当归芍药散体质；"干玫瑰综合征" – 温经汤体质；"虚劳腰痛综合征" – 肾气丸体质；"大病后虚劳综合征" – 薯蓣丸体质；"脏躁综合征" – 甘麦大枣汤体质；"创伤恐惧综合征" – 温胆汤体质，等等。

方人是一种体质状态，方人理论是在对方证理论的高度凝练和转化，是将平面描述的经方方证转化为立体形象的人，这也让临床医生和学者更容易掌握方证及经方应用。黄煌教授提出的这种思路和总结影响着很多的临床医生。

2. 方证转化，扩大了经方适应证

国内大多数中医学者应用经方时会受理法方药理论的束缚，有失灵活。黄煌教授认为方证相应是经方医学的基本原则。但方证与现代医学的疾病概念不是完全对应的，有时候多种疾病可出现同一方证，这就扩大了经方的运用范围。

传统中医对证的描述是多方面的，包括望、闻、问、切的资料，然而这也带来证的复杂性，而黄煌教授认为掌握经方的应用最需要的就是找到那些简明易懂的特异性指征。我们都有这样的体会，翻开许多中医书籍，模棱两可、笼统模糊的论述太多，而那些让人一看就明白、一用就有效的应用指征，实在是太少了，这也是当今中医发展滞后的症结所在。

日本汉方医学对方证与现代疾病之间的转化积累了一定经验，值得借鉴。比如根据"狐惑之为病，状如伤寒，默默欲眠，目不得闭，卧起不安，蚀于喉为惑，蚀于阴为狐，不欲饮食……甘草泻心汤主之"文中的"默默欲眠，目不得闭，卧起不安"，使用甘草泻心汤治疗梦游症；根据"伤寒八九日，下之，胸满烦惊，小便不利，谵语，一身尽重，不可转侧者，柴胡加龙骨牡蛎汤主之"中的"一身尽重，不可转侧"，运用柴胡加龙骨牡蛎汤治疗脑血管疾病、抑郁性疾病；根据"妇人年五十，所病下利数十日不止，暮即发热，少腹里急，腹满，手掌烦热，唇口干燥……当以温经汤主之"中的"手掌烦热，唇口干燥"，运用温经汤治疗掌跖角化症等。

黄煌教授认为甘草泻心汤是古代狐惑病的专方，具有修复黏膜的功效，适用于以消化道、生殖道、眼睛等部位黏膜充血、糜烂、溃疡为特征的疾病。甘草泻心汤体质特点：青壮年多见，营养状态较好，唇舌暗红，脉滑或数；大多有焦虑、紧张、心悸、睡眠障碍等，女性月经期溃疡多发或加重；容易有消化道症状，如上腹部不适、疼痛、腹泻等。

黄煌教授常常将麻黄细辛附子汤比作"伟哥"，将小柴胡汤比作鸡尾酒疗法和天然的胸腺肽，将大柴胡汤比作利胆消炎剂和胃肠动力剂，将炙甘草汤比作能量合剂，将柴胡加龙骨牡蛎汤比作抗抑郁剂；他还认为大柴胡汤是治疗胆道、胰腺炎症性疾病的专方，柴归散是治疗免疫性疾病的好方。这就是将方证转化为现代疾病再治疗。

当然有很多经方方证与现代疾病难以对应，这时候完全可以描述为某方综合征，因为综合征就是数个症状或体征的集合，只是病因并不十分清楚。比如小柴胡汤综合征、黄连阿胶汤综合征、防己黄芪汤综合征等。

在中医药学发展的几千年中，出现了数万首以上的方剂，这些方剂都有临床指导意义吗？都需要记住吗？黄煌教授认为经方是方根，是方剂的基础，很多后世的方剂皆由经方化裁而得，用好经方就可以治疗外感、内伤的多种疾患。柯韵伯在《伤寒论翼》的序言中说："仲景之六

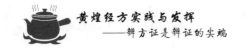

经，为百病立法，不专为伤寒一科，伤寒杂病，治无二理，咸归六经之节制。"俞根初说："以六经钤百病，为确定之总诀。"用好经方除了要掌握临床六经辨证的方法，还有就是要转化扩大经方的适应证。比如芍药甘草汤可用治骨骼肌痉挛、下肢痉挛，也可以用治膈肌痉挛，其适应证可转化扩大到平滑肌痉挛性疾病，如胃肠道、子宫、支气管、血管等部位的平滑肌痉挛。

再比如小柴胡汤，原治往来寒热、默默不欲饮食等，这个默默不欲饮食还可以转化扩大为其他没有欲望表现的疾病，如厌学症、抑郁症等。

五苓散用于治疗蓄水证，是水逆病的专方，临床方证以口渴、水入即吐、腹泻、汗出而小便不利为特点。这个蓄水病于膀胱则表现为小便不利，于胃脘则表现为心下痞和水入即吐，于上则表现为吐涎沫而癫眩，于肠则表现为下利，于肌肤则表现为水肿。现代医学之青光眼、梅尼埃病、脑积水、肝硬化腹水、胸腔积液、心包积液等也都可以从蓄水来认识，临床治疗时只要有五苓散的适应证，如口渴、小便不利、舌体胖大有齿痕，即可应用五苓散。

经方方证的描述常常仅仅是数个至数十个字，如果被这些文字所局限，临床用方就会受限，中医灵活性就会下降，这时候通过方证转化扩大适应证非常必要。这也是一种转化的思路。

3. 转化为现代语言使经方更普及

经方方证描述用的还是约 2000 年之前的语言，与我们之间必定有隔阂。如何根据方证将之与现代语言结合起来，从而让经方使用能够普及呢？黄煌教授讲授经方课，通俗易懂，对初学者有用，对很多临床有经验的医生也能有所帮助，使之医术提高，当然这也得益于黄煌教授自身不断的学习，将晦涩难懂的古代语言转化为现代语言。比如黄煌教授称桂枝茯苓丸是东方的阿司匹林；玉屏风散是中药日达仙（注射用胸腺法新）；小柴胡汤是干扰素；甘草泻心汤是黏膜病变的专方；五苓散为治疗脂肪肝专方；当归芍药散是妇女的美容剂；荆芥连翘汤用于"火玫瑰"和"臭男人"；麻黄细辛附子汤是中医的"伟哥"和天然的盐酸哌替啶（杜冷丁）；柴归汤是治疗免疫性疾病的专方，是"伟姐"，可以用于"黄脸婆"；温胆汤是古代的壮胆方；大柴胡汤是急性胰腺炎的专方；黄芩汤是治疗古代热利的专方；白术是天然的白蛋白，等等。

经方已流传约 2000 年，但是由于语言的差异，2000 年前的经方语言到现代可能会产生歧义，再加以深奥的后世解说，更是让人难以识别。黄煌教授在读书、学习、临床、交流、研究的过程中，总结了很多医家的经验，并进行了思考、总结、归纳，将经方应用的方证、适应的疾病、对应人的状态结合起来，形成方－病－人的学术体系，从而让经方真正走入基层，甚至寻常人家。

## 黄煌经方与中医精准治疗

精准医学是近几年提出的一种医学模式，这种医学模式就是根据每位病人的个体差异来调整疾病的预防和治疗方法，其实最重要的目的就是给予病人最精确的治疗。这种医学体系不同于原有的一刀切的治疗方法，在这种模式下，精准医学的检查会深入到最微小的分子和基因组信息，医疗人员则会根据病人的这些信息的细微不同来对诊疗手段进行适当的调整和改变。这是现代的精准医学，就是对最最细微处的病变进行干预。中医其实也属于精准医学，但它是一种特殊的精准医学，它从最最宏观的角度认识人体、认识疾病。从哲学上讲，这两种认识方法都有存在的必要，而且最终会趋同。正如《庄子·天下》中说："至大无外，谓之大一；至小无内，谓之小一。"

我们经常讨论中西医最大的区别在哪里，黄煌教授讲：概括性来说，西医是看人的病，而中医是看病的人。西医看到的多是微观、局部、相对精确的部分，如细胞、微生物甚至基因；中医强调宏观、整体，相对模糊。有人说中医的宏观、模糊常常带来不确定性，这是有误的。对中医来说，宏观上模糊可能才更为准确。比如院长让我到机场接一个人，如果告诉我这个人是中年男性，和我差不多的个子，身体魁梧，脸圆体胖，络腮胡，大眼睛，带金框眼镜，我可能很快就会找到他；但是如果告诉我这个人43岁，身高175cm，体重90kg，脸长20cm，宽17cm，眼睛长4cm，等等，尽管有这些非常精确的数字，恐怕我还是比较难锁定目标。这就是看人的优势，也是黄煌经方的魅力。

黄煌教授对经方的理解极为深刻，强调经方应该重视方证，临床使用经方要方证相应，而这个方证相应又应该侧重于三个方面，就是方、病、人，这也能充分体现中医整体观念和辨证论治的优势。如果临证处方能符合这三个要素，就是精准的治疗。今天我就谈一谈经过系统的经方学习后，我对黄煌教授经方精准治疗的一些理解。

### 1. "方"就是经方

这里的"方"包含着经方的方证含义。经方的方证以《伤寒论》《金匮要略》等书上所描述的证候为基础，这些经典的方证也是经方使用的证据。比如小柴胡汤的方证为"往来寒热，胸胁苦满，默默不欲饮食，心烦喜呕"；大柴胡汤的方证为"呕不止，心下急，郁郁微烦""按之心下满痛"；桂枝汤的方证为"发热，汗出，恶风，脉缓"。

黄煌教授常常引用江南的民谚："方对证喝口汤，不对证用船装。"方证相应是疾病治疗有效的基础和关键。为什么要强调方证？因为传统辨证存在不足，传统辨证思路是理法方药，且要丝丝入扣。如果按传统中医临床的理法方药思路，从临床证候群到病证总结正确率是90%（水平已经非常高了），从病证到中医病机归纳正确率是90%，从中医病机分析再到治法确立正确率又是90%，最后到处方用药正确率又是90%，一路下来的正确率经过四次九折，最后疗效也只有约66%。方证辨证就不一样了，从证候直接到处方用药，正确率就是有效率，经过努力应该很容易达到90%

甚至以上，因此胡希恕先生提出："辨方证是辨证的尖端"。

### 2."病"是指疾病的特点

这里的"病"可以是现代医学的病，也可以是古代中医的病。比如大柴胡汤是古代治疗宿食病的专方，现代临床可用于治疗胆囊结石、胆囊炎急性发作、急性胰腺炎、反流性疾病等。柴胡加龙骨牡蛎汤是古代的精神、心理疾病用方，目前可以用来治疗抑郁、焦虑、失眠、疲劳综合征等。半夏泻心汤是古代治疗痞证的专方，目前可以用于抗幽门螺杆菌以及治疗急慢性胃炎、胃溃疡等。葛根芩连汤是古代的解酒止利方、传统的清热止泻方，现代研究表明其具有解热、抗菌、抗缺氧、降糖、解痉、抑制胃肠运动、抗心律失常等作用，适用于以下利、心中烦闷而悸、心下痞、项背强急、身重、汗出、口渴、舌红、脉滑数或促为特征的疾病。将经方与疾病结合起来，临床使用时才容易上手，效果也不错。

这个将经方与现代疾病结合起来的做法其实就是将经典方证转化为现代语言了，这样就容易让更多的人接受经方、使用经方，包括西医院的大夫。

### 3."人"强调的是人的体质特点

这里的"人"主要是指人的体质特点。比如说大柴胡人多有热结在里的实热证表现，其体质特点是体格壮实、面宽颈粗、毛浓、胸大，上腹膨隆、按之满痛，但神态严肃，烦躁易怒，脉滑有力。这样的描述可以是谁？《三国演义》里的曹操。再如小柴胡人多表现为人瘦肤黄，唇红有热，神情默默，胸胁苦满，病情缠绵，体质特点多为虚、热、郁。这个人又可以是谁？《红楼梦》里的疾病状态下的林黛玉。还有四逆散人，其体质特点黄煌教授总结为：棱角脸、紧张腹、挛急痛、冰棍手、琴弦脉等，这类人的症状常与情绪或者睡眠相关。黄煌教授还提出了"四逆散小姐"的概念，这类人情绪变化一般又快又大，像一朵又冷又刺的白玫瑰，我认为这类人的代表就是当年烽火戏诸侯中的王妃褒姒。以上刻画了经方人的特

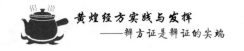

点，也就是人的体质特征，根据体质用药则安全系数增加、疗效提高。

黄煌经方总的临床思路是方－病－人的三角关系，其中，方就是方剂，也包含了方证的含义，病就是疾病，人代表体质。这三个方面紧密联系，黄煌教授又称之为"方证三角"。在临床应用体质学说时，需要结合这三个方面来辨证。可以从体质来调理，可以根据方证来治疗，也可以根据疾病来处方。黄煌经方体系将晦涩难懂的语言转化为中医语言，是一种变通。

当然，临床上经典的方证是基础，而将经典方证、疾病特点、体质状态也就是方、病、人三者充分结合起来考虑，则会使临床疗效明显提升，就能做到精准地治疗。

## 黄煌经方体质学说优势探讨

体质是在先天禀赋遗传、后天环境影响的基础上所形成的解剖、生理和心理状态方面综合的、相对稳定的固有特质，是人类在生长、发育过程中所形成的与自然、社会环境相适应的人体个性特征；表现为结构、功能、代谢以及对外界刺激反应等方面的个体差异性，对某些疾病的易感性，以及疾病传变转归中的某种倾向性。

中医经典著作《黄帝内经》《伤寒论》《金匮要略》等书中的很多内容都是在阐述体质，比如《灵枢·五变》中有阐述"肉不坚，腠理疏，则善病风""五脏皆柔弱者，善病消瘅""小骨弱肉者，善病寒热""粗理而肉不坚者，善病痹""皮肤薄而不泽，肉不坚而淖泽，如此则肠胃恶，恶则邪气留止，积聚乃作"；《伤寒论》中提到的喘家、呕家、淋家、黄家、疮家、衄家、汗家、强人、尊荣人等都是不同的体质类型。历代也有很多医家一直重视研究人的体质。

黄煌教授提出的以方药命名的体质学说，如麻黄体质、桂枝体质、半夏体质、柴胡体质，桂枝茯苓丸体质、葛根汤体质、小柴胡汤体质、大柴胡汤体质、温胆汤体质等，对不同级别的中医师都有启发，使之受益。方－病－人三角是黄煌教授使用经方的思路，临床中需要抓方证，但也要结合疾病和体质。当然这个疾病与体质、方证本身就密切相关，其中病包括了中医的病和西医的病，这个体质涵盖了病人精神心理特征、生活习惯特点、形体生理表现、家族遗传病谱等，是病人相对稳定的特质。

### 1. 体现中医的变通性

中医临床思维常常是象思维，或者说是类比思维，是一种变通的思维。现代教材上描述的治疗方法已经缺少了这部分思维。目前中医教材中疾病下的辨证分型，对于学生临床使用来说相对复杂，困惑较多。有人认为目前中医各科教材描写的证型都是非常典型的，这样学习起来虽容易，但用起来很难，因为临床是千变万化的。另外，《中医内科学》中罗列的中医证型、治疗，如同棋谱，都是非常经典的棋局，这些棋局可以学得很好，但是学生可能还没有掌握最最基础的棋子布局、吃子规则等下棋方法，此时学习棋谱就没有价值了。再有，教材将人的脏腑分割得支离破碎，易使人陷入脏腑辨证的怪圈。

中医有逆流挽舟、釜底抽薪的经典治法。喻嘉言用败毒散治疗外邪陷里而成之痢疾，通过疏散表邪，使表气疏通，则里滞亦除，其痢自止。此种治法即为"逆流挽舟"。但是如果连中医的一般治疗规则都不懂得，那临床上使用这些方法时有效性、安全性就差了。教材中将水肿按证型分为风水水肿、水湿内停、湿热内蕴、脾肾亏虚等，这些分类方法并不能体现中医的类比思维。另外，《中医内科学》的辨证治疗过程是疾病→证型→治法→方药，或者是理→法→方→药，书中对这个过程的分析非常完美，但是临床实际上影响因素太多，按这个辨证方法治疗的结果就是疗效不肯定。

黄煌教授对方证相应有独到的认识，这个方证有传统的经典方证，还

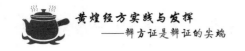
有针对人的方证、针对疾病的方证，这些都需要借鉴转化的思路，就是将古代文献中的方证描述转化为现代的文字解释，或是转化为立体形象的病人，或是转化为现代对应的疾病，这里的转化是思考、是智慧、是经验。只有将三者结合起来才能提高辨证治疗的效果。

**2. 体现中医的整体观**

中西医之间有很多差异，黄煌教授经常讲"中医是看病的人，西医是看人的病"。每个人的病可能相同，但是每个人都是不同的。现代医学更多地关注疾病局部因素，比如说感染，就要搞清楚是细菌、病毒还是真菌导致的，还要弄明白是肺部感染、尿路感染还是肠道感染等。中医侧重于感染引起的全身表现，如其到底是发热、恶寒、汗出、脉缓，还是往来寒热、心烦喜呕、口苦咽干，还是喘而汗出无大热等。

我们说中医看的是病的人，那么到底怎么来看人，看这个人是不是教材上写的湿热体质、气虚体质、血虚体质吗？这些并不能非常形象、直观、充分地让我们看到要看的人。黄煌教授是这样看的，比如看这个人是体瘦弱、肤质细腻、唇红、齿白、表情忧郁如林黛玉，还是体壮、肉多、肤质糙色黑、精细动作较差但是力量强大如张飞等，而且看对应的人是桂枝体质还是麻黄体质，是柴胡体质还是半夏体质等。我们在不断接触人群的过程中要学会识别体质，而识别体质后常常就可以进行相应药方的调理。

黄煌经方体质学说强调了人的概念，也就是强调了整体性，而且将平面的东西展现为立体的东西，所以更生动，更容易被接受。这个体质结合了方证和疾病的特点，更能从整体上把握疾病和治疗疾病。

**3. 体现中医的辨证观**

中医最显著的特色和优势就是辨证论治。我们刚刚走进中医药院校时，老师们就反复跟我们讲辨证论治的优势。一般认为辨证论治是指在中医理论的指导下，根据病人的临床表现辨别其病证的性质及发病的机制，并依据辨别出来的证型和病机确立治疗方法。这不仅是中医学的特点，也是中医的精髓、中医的灵魂。中医学认为，人体发病都有一定的内在因素和外在因素，各种临床症状的出现都有其发生、发展的内在因素。因此，临床上"施治"时必须"辨证"，而"辨证"又必须在中医学的基本理论指导下进行。这也是中医学的整体观念，里面蕴含着丰富的辩证法思想。

黄煌经方体质学说是黄煌教授在中医理论指导下，继承多位名老中医的思想和经验，总结自己学习实践的经验和现代医学的诊治特点而创立并不断完善的，核心就是根据病人表现出来的方证、药证来处方。黄煌教授曾经师从夏奕钧、邢鹏江等名老中医，这些基层名老中医临床中非常重视实证；黄煌教授也继承了清代名医叶天士的体质辨证的思想和经验，深入研究了柯韵伯先生的以方类证的思路，以及日本一贯堂医学的体质论和日本汉方研究的方法；同时学习并结合了现代医学对经方临床研究的结果；并且在临床中广泛实践和观察。通过这些方法，黄煌教授提出了著名的方人、药人体质学说，其体质学说涵盖了疾病或者病证的病因、病机、治法、方药。同样黄煌教授的体质学说属于其方证、药证研究范畴，是方证、药证的高度凝练，既强调人的因素，也重视证候的变化。因此，黄煌教授提出的体质学说属于辨证论治的范畴，并且是高效、精准的辨证论治。

《伤寒论》第177条曰："伤寒，脉结代，心动悸，炙甘草汤主之。"在临床上，此类疾病所表现出来的证象除了脉结代、心动悸外，还可能伴有头昏、目眩、失眠、多梦以及面色白、肢体无力等。但只有心之真气虚的脉结代、心动悸是主证，是其主要矛盾。用炙甘草汤可以解决主要矛盾，待主要矛盾解决了，其他相关证象的次要矛盾就迎刃而解了。黄煌教授提出炙甘草汤体质特点：形体消瘦或羸瘦，面色憔悴，皮肤干枯，贫血貌。这种体质状态，多见于大病以后，或大出血以后，或营养

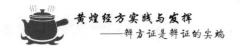

不良者，或极度疲劳者，或肿瘤病人经过化疗以后。病人精神萎靡，有明显的动悸感，并可伴有期前收缩或心房、心室颤动等心律失常。患有消耗性疾病、呼吸系统疾病、循环系统疾病或血液系统疾病等的病人多见这种体质类型。

黄芪桂枝五物汤是治疗血痹病的专方，"血痹，阴阳俱微，寸口关上微，尺中小紧，外证身体不仁，如风痹状"。"问曰：血痹病从何得之？师曰：夫尊荣人，骨弱肌肤盛，重因疲劳汗出，卧不时动摇，加被微风，遂得之"。黄芪桂枝五物汤体质特点：黄胖体，肌肉松弛，皮肤缺乏弹性，比较湿润；面色缺失光泽，黄暗或暗红，多为中老年人；腹部大而松软、肚脐深陷，按之无抵抗感以及痛胀，也有腹部饱满充实但按之不痛、进食不胀者；而且食欲特别旺盛，舌胖大紫暗，下肢多有浮肿，按之凹陷，局部皮肤干燥或发暗。

另外，从经典文献以及后世的发展来看，方证也是有辨证分型的。比如一个真武汤方证在《伤寒论》中分为两个类型："身瞤动，振振欲擗地者"，以震颤为主要表现；"腹痛，小便不利，四肢沉重疼痛，自下利"，以浮肿为主要表现。再比如，小柴胡汤方证，有"胸胁苦满"型，有"往来寒热"型，还有"呕而发热"型，所以说，"但见一证便是，不必悉具"。

4. 更能体现中医的全科性

中医是全科医学，自古名医常常内、外、妇、儿各科均通。中医如何达到全科性呢？

黄煌经方体质学说更能体现中医的全科性，因其涉及内、外、妇、儿各科。黄煌教授的经方体质学说研究的是经典方剂，主要是张仲景常用的方剂，这些方剂使用时并不仅仅局限于专科上，临证时只要对应方证、疾病、体质，各科都可以使用。如柴胡加龙骨牡蛎汤可治疗精神、心理疾病；大柴胡汤可以治疗反流性疾病；温胆汤可以治疗"惊恐后综合征"；半夏泻心汤是治疗痞病的专方，也可以治疗多种上消化道的疾病。再比如，针对女人的不同玫瑰体质（第三部分有具体论述），可分别采用不同的经方治疗，如泻心汤治疗"火玫瑰"，桂枝茯苓丸治疗"紫玫瑰"，四逆散治疗"白玫瑰"，当归芍药散治疗"黄玫瑰"，温经汤治疗"枯玫瑰"等。仲景方应用时需要参考方证辨证、六经辨证、八纲辨证等，而六经可以统百病。清代名医徐灵胎对方证相应的阐述更为深刻，他在《伤寒类方》序中说："盖方之治病有定，而病之变迁无定，知其一定之治，随其病之千变万化而应用不爽。"经方医学本身就是全科医学，黄煌经方体质学说更能体现中医的全科性。

5. 体现中医的实战性

中医是用来治病的，临床需要有效的方法，并且需要一定的策略。中医说"用药如用兵"，治疗疾病就如同一场战争，而打仗要快、准、狠，不能把战线拉得太长。

经方已经经过数千年的锤炼、积累，将经方方证转化为方人、药人后，我们在临床上面对病人的时候用方会更直接、方便。

黄煌经方体质学说临床使用容易上手，而且一用就灵，安全性也很高。我的一些师兄弟，很多人每天门诊病人近百例，在他们看一眼病人神色、听病人一句言语后，心中处方就已经有方向了，因为黄煌经方体质学说就是教我们如何辨识人，进而处方用药。

6. 体现中医的兼容性与整合性

很多经方应用的经验或者方法可以纳入到方－病－人学术体系中。黄煌教授曾经讲过：方－病－人思路是一个开放系统，是一条九省通衢的阳光大道。要熟练地运用方－病－人的思路，必须中西古今皆收。掌握这个体系的医生既要懂中医也要精西医。中医有各家学说，每位医家的经验有差别，他们认识的角度有不同，但这些也仅仅是中医的一支或者一部分，他们之间可能存在排他性。如何将这些学说、历代经验用好，

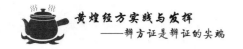
同时利用现代医学的研究成果来诊病和指导临床应用经方，需要一种兼容的学术体系，鉴于此，方–病–人三角是一个值得推广和深入研究的体系。

## 对"辨方证是辨证的尖端"的认识

"辨方证是辨证的尖端"为经方大家胡希恕先生的名言。胡希恕先生是一位经方临床大家，刘渡舟教授曾赞许："每当在病房会诊，群贤齐集，高手如云，惟先生能独排众议，不但辨证准确无误，而且立方遣药，虽寥寥几味，看之无奇，但效果非凡，常出人意料，此得力于仲景之学也。"任应秋教授也曾经评价胡希恕先生"临床善用经方，出神入化"。

黄煌教授在一次讲座中曾经这样深情地评价胡老："他当年就提倡（方证）这个问题，但是被忽略了，胡老的东西在他在世的时候没有被主流所认可。他说得非常清楚的一句话就是，辨方证是辨证的尖端。一点也不错，各种辨证方式落实在最后就是在方证上。现在大家都在学胡老的思路或胡老的经验，我也模仿他。他是一个了不起的经方家，他是一个孤独的经方家，他是一个值得纪念、值得推崇的经方家。"

胡希恕先生认为经方六经辨证论治的实质是"于患病人体一般规律反应的基础上，而适应整体，讲求疾病的通治方法"，即经方不是辨病论治，而是辨证论治，且辨证主要依靠症状，常以六经辨证指导论治。方证是《伤寒论》《金匮要略》的基本构成，张仲景常常"证以方名，名由证立，有一证必有一方，有是证必用是方，方证一体"，如桂枝汤证、小柴胡汤证、小建中汤证等。经方医学正是以方证理论治病的医药学体系。方证辨证是经方辨证最重要的方法之一。中医药素有简、便、廉、验的优势，经方方证更是能体现这四个字，运用得当则效专力宏。

### 1. 有是证用是方之"便捷"

方证辨证并不追求复杂的中医理论,方证思维是一种中医学中的原始、本能、直接思维,与经典的中医临床思维之理法方药不同。方证思维的诊断就是治疗。在方证相应中,诊断的结果就是方剂的适应证。到底是先求病机再辨方证,还是直接辨出方证?其实,这就要灵活机动了。如果你一眼看出"发热、汗出、恶风、脉缓",那就是桂枝汤证了,自然也没必要再回头辨这是"表阳证 + 表虚证"或者营卫不和了;如果一眼能辨别出"呕不止、心下急、郁郁微烦""按之心下满痛"等,那就是大柴胡汤证了,也没有必要再去辨别病人是不是胆热内扰了;假如你一眼看出"汗出、口渴、身大热",那就是石膏证了,也就不必再辨这是不是里热了。

现代经方名家江尔逊老中医既用常规的辨证论治之法,又遵循方证对应原则。他应用经方最成功的一条经验就是熟背原文,余国俊教授继承了他的学术思想,比如在临证时用经方治疗顽固性头痛,只要病人头痛伴恶心或呕吐涎沫及清水,均使用吴茱萸汤原方,且效果极佳,依据为《伤寒论》第378条"干呕,吐涎沫,头痛者,吴茱萸汤主之"。需要指出的是,不少病人并不具备肝胃寒凝、浊阴上逆的全身症状及舌脉,有的还伴见一些热象,若不走方证对应这一条捷径,断难毅然使用吴茱萸汤原方。我们说"条条大路通罗马",而这个方证就是通往"罗马"的捷径,也是中医的便捷之处。临床的很多中医高手每日门诊能处理一两百号病人,有时两三分钟即可处方用药,而且效果很好,这固然来源于经验的积累,且善于看人、抓住主要矛盾,恐怕最重要的还是医者善于应用方证相应的思路。

#### 吴茱萸汤

食谷欲呕,属阳明也,吴茱萸汤主之。得汤反剧者,属上焦也,吴茱萸汤。(《伤寒论》第243条)

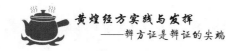

少阴病，吐利，手足逆冷，烦躁欲死者，吴茱萸汤主之。（《伤寒论》第 309 条）

干呕，吐涎沫，头痛者，吴茱萸汤主之。（《伤寒论》第 378 条）

吴茱萸一升（汤洗七遍），人参三两，生姜六两（切），大枣十二枚（擘）。上四味，以水七升，煮取二升，去滓，温服七合，日三服。（《伤寒论》）

黄煌教授认为，吴茱萸汤是温热性止吐镇痛方，适用于以腹痛、干呕、吐涎沫、头痛、吐利而手足厥冷为特征的疾病。

吴茱萸汤体质特点：体力较差，面色苍白或青白，或晦暗，缺乏红光，精神萎靡而有烦躁貌；多痛证，尤以头痛为多，其痛势剧烈；四肢常冷，容易生冻疮，易恶心呕吐，或吐酸水，或吐痰涎，心窝部常有胀满痞塞感，多伴有振水声；舌苔白腻或者水滑，常有饮冷或者过服寒凉药物史。

2. 临床方证辨证之"精准"

方证相应不仅仅是方剂与症状相应，最主要的是方剂与证候相应，这个证既是适应证也是证据。这个方证是黄煌教授所提倡的体质疾病状态下的方证，也是胡希恕先生强调的六经八纲下的方证，或者是脏腑病机下的方证。徐灵胎经 30 年探求，悟出《伤寒论》"非仲景以经立方之书，乃救误之书""是不类经而类方"，认为"方之治病有定，而病之变迁无定，知其一定之治，随其病之千变万化而应用不爽"。这也强调了研究经方精准应用的方法。

3. 方证相应疗效之可"重复"

临床有效的方药应当经得起"重复"。中医治病可能存在这样的问题：即使针对同一种疾病，今天用这个方子有效，可能明天用就没效果了；或者同一个方子对这个病人有效，对另外的病人又无效了。因此，有人对中医药疗效的可重复性、中医的科学性进行质疑。中医药能否实现真正的重复，与医生的能力和水平也密切相关。经方来源于古人的临床经验，临床使用也有约 2000 年的历史，同样也是在临床中反复被验证有效的方剂。其实经方方证的临床可重复性更高，临床医生更容易掌握。

约 2000 年前，张仲景开创辨证论治体系之时，从未规定某方某药包治某病，而是强调"审脉阴阳，虚实紧弦""观其脉证，知犯何逆，随证治之"。如小柴胡汤主治少阳病，方后注有七种加减用法；经典名方桂枝汤在临床应用时有十余种变化等。因此，中医的辨证才是疗效重复性的基础，而方证也强调了辨证。

中医药学的可验证性、可重复性主要不是体现在单方单药上，而是体现在辨证论治上。中医药数千年来的实践提示，"证"具有很强的客观性和可重复性。虽然现代对证本质的研究没有突破，但这并不能否定证存在的客观性，因为从根本上说证是一种规律，一种关系。

比如大柴胡汤、泻心汤、四逆汤、桂枝汤、小柴胡汤等，这些经典的方剂临床使用可重复性极强。值得注意的是，中医上的证实际应该就是病的范畴，如小柴胡汤治疗小柴胡汤证，而小柴胡汤证就是往来寒热、默默不欲饮食、心烦喜呕、口苦咽干。黄煌教授认为这个应该称为"小柴胡汤综合征"，这样一来，中医的这个"证"就属于"病"的范畴，在如此的"病"的概念下，中医的治疗自然可以很好地重复。另外，某些经方治疗西医某些疾病也是可重复的，如大柴胡汤治疗胆道疾病、半夏泻心汤治疗胃部病变、甘草泻心汤治疗黏膜病变等。

4. 方证选择药物之"价廉"

中医药疗法本身就是一种节约型医疗模式，常常是一根针、一包草就可以解决很多临床问题。临床上方证相应的"方"往往说的就是经方，经方药物味数也不多，基本在 10 味以内，剂量恰当，贵重药物少，使用得当的话多在一周内见效。

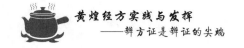
# 理想的医疗模式是给病人治疗做减法

在世界范围内中西医并存的医疗体系已经有 2000 年了，中医在发展的过程中借鉴了部分西方医疗模式，但是在近现代，西医快速发展，一跃成为主流医学，中医的发展却没有跟上大趋势。

## 1. 现代医学模式有利有弊

现代医学模式从生物医学模式转变为生物－心理－社会医学模式后，有人认为很完美了。我们也的确承认现代医学在治疗某些外科疾病、急危重症以及预防医学方面存在着极大优势，也做出了杰出贡献。但是，当代慢性病肆虐，高血压、糖尿病、高尿酸血症、高脂血症、肥胖、恶性肿瘤、心脑血管疾病等无处不在，并且随着时间的延长，或者随着治疗的发展，很多病人还是出现了很多并发症，西医的治疗开始显得捉襟见肘。这时候对病人的治疗往往是在做加法。很简单，比如糖尿病病人，要控制血糖，早期会使用二甲双胍，后来加用阿卡波糖，不行再使用磺脲类药物，不行再使用二肽基肽酶–4（DPP-4）抑制剂，或者列净类的新药，不行再用胰岛素，也就是说单药不行就联合使用。姑且不论这个治疗方案的有效性，很多病人在后期还是发生了并发症。糖尿病病人中近一半存在并发症，这时候就需要专科进一步治疗，如有脑梗死，到神经科，就会开点抗血小板聚集、调血脂、营养神经等的药物；若到心血管科，再加一些扩张血管、降血压、改善冠状动脉供血的药物；若到肾病科，再使用一些降低尿酸、治疗并发症的药物；若再到眼科、皮肤科⋯⋯，这样一圈下来，要服用的西药至少十几种，再加上不少被滥用的中成药，姑且不论有些药物是不是存在不良反应，病人整天就只是忙着服各种药了。

为什么会这样？原因在于现代医学分科越来越细。在这样的大环境下，很多专科医生不愿意管理其他科的疾病。

### 2. 什么是理想的医疗模式

中医药是我们医疗的优势。毛泽东主席早在 20 世纪 50 年代就说过，"中国医药学是一个伟大的宝库，应当努力发掘，加以提高"，"西医要跟中医学习，具备两套本领，以便中西医结合，有统一的中国新医学、新药学"。习近平总书记也多次强调，"中医药学是中国古代科学的瑰宝，也是打开中华文明宝库的钥匙"。

的确，中医因为几千年都没有离开整体辨证，没有脱离实践，所以它在宏观方面和某些疾病的临床治疗方面更胜于西医，但在微观方面远不如西医。从理论上讲，理想的医疗模式是中西医结合。但是这么多年来，人们对中西医结合的认识还是非常肤浅，临床实践多数是中药＋西药或者西药＋中药治疗，结果仍然是病人要服用的药越来越多，远离了医疗的初衷。

这样的状况并不是老百姓所愿意承受的。要改变这样的状况，目前的一个步骤就是给病人做减法，这个减法就是先给中医治疗本身做减法，然后再减西医治疗。给中医治疗本身做减法就不得不提经方了，因为经方药味少、组方规范，非常符合这样的需求。

### 3. 经方如何让医疗做减法

经方是中国先民长期积累下来的经验方，也是中医经典的方剂，这些方剂的有效性、安全性都是经临床反复验证过的，可以说是中华民族的子孙在繁衍过程中用身体试验出来的。

那么经方如何才能让医疗做减法呢？

首先，努力提高治疗专病的疗效，此疗效应该是可以用现代医学来评估的。我在肾病科工作已有 15 年了，我发现对肾病的治疗很多时候是在给病人做加法。比如肾病综合征表现为膜性肾病，西医治疗会选择激素联合环磷酰胺或者他克莫司，当然还有抗凝血、调血脂、ACEI 类药物等，但是这些治疗本身都存在风险，尤其是使用免疫抑制治疗半年后，

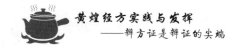

药物不良反应大多会表现出来，如糖脂代谢异常、感染、骨质减少、人体体形发生改变等。面对这些问题，我们又必须加用新的治疗。但是回过头来看，前面治疗的完全缓解率有多高呢？也就是30%左右，且其中很多病人还容易复发。对这些病人的治疗，我个人认为应先使用中药干预3~6个月，如果能够缓解，病人就不一定需要增加那些创伤性较大的治疗方案，当然最好是中西医同时跟进，用中药促进肾病症状的缓解，用西药缩短疗程。

其次，增强中医整体治疗的能力。中医的整体观念内涵非常丰富，可能一根针或一首方就能解决全身的问题。当解决全身问题时，其他的疾病也能够得到控制。门诊上有一位肥胖的中年男性，患有糖尿病、高血压，并出现了蛋白尿（24小时尿蛋白定量为2g），在我这儿治疗1年多了，开始时我推测他出现蛋白尿的原因是慢性肾炎，思路局限在如何减少病人的蛋白尿，但是经过半年多的治疗，病人蛋白尿并没有得到控制，血糖、血压也没有改善，后来病人住院进行肾穿刺活检术，病理提示肥胖相关性肾病。后来我一想这个人面色暗红油腻，形体壮硕，腹部膨隆，容易出汗，舌质暗红，苔滑，脉沉，治疗的关键点应是控制体重，于是把经方调整为木防己汤。治疗了差不多3个月后，病人复查24小时尿蛋白定量只有0.9g了，关键是病人之前吃的两种降糖药物全部停了，降压药物也减少到缬沙坦一种，每月的治疗费曾经在1000元以上，到目前已减到500元左右。

再次，努力突破西医评价体系。大多数西医"大咖"承认现代医学对疾病的认识是不充分的。既然认识不充分，那么它的评价体系就存在不足。比如说很多慢性疾病是终身疾病，如糖尿病、高血压等至今没有完全治愈的方法，西医更多是把数值的达标当成追求的目标，但是对于中医药来说，就不应该仅仅满足于数值的达标，而是要在达标基础上突破，最终让病人少用甚至停用药物就能够达到指标正常，并且症状改善。

# 高血压与经方方证

每年 10 月 8 日是全国高血压日，2019 年 10 月 8 日是第 22 个"全国高血压日"，活动主题是"18 岁以上知晓血压"。高血压是心脏病、脑卒中、肾脏病等的最主要的危险因素，被称为影响人类健康的"无形杀手"，是全球范围内的最重大公共卫生问题之一。

## 1."二战三巨头"的结局

在高血压日我首先想到的不是和大家探讨如何用经方控制高血压，而是因为血压明显升高而致残、致死的"二战三巨头"。他们用生命告诉我们：高血压需要降压，血压需要达标。

据记载，美国第 26 任总统罗斯福血压升高多年，最高达 188/105mmHg，并经常感觉头痛。但他的私人医生却依据当时的医学标准坚持认为"总统没有生病，身体很健康"。1944 年 3 月，盟军在欧洲西线发起猛攻，近 300 万士兵渡过英吉利海峡于诺曼底登陆，彻底改写了二战中的战略态势。然而，就在诺曼底登陆之时，罗斯福因心衰住进了医院。1945 年 4 月 12 日中午，罗斯福说："我头痛得要命。"然后便失去了知觉，再也没有醒过来，享年 63 岁。医生诊断罗斯福是因脑出血而死。

历史惊人的相似，1953 年，斯大林突发脑出血死亡。事实上，在 1933 年底，斯大林便得了严重的心脏病和高血压。可更为致命的是，斯大林不信医生，他多年不让专家看病，得了病最多自己弄一些偏方，服一些丸药。据德国历史研究所历史学家马西亚斯·乌尔找到的斯大林验尸报告显示：斯大林患有严重的高血压，脑部和心脏动脉硬化，脂肪肝的程度已经快要到了肝硬化，其左侧大脑出血性脑卒中，伴随胃出血，导致其最终窒息而亡。

1965 年 1 月 24 日，英国首相丘吉尔也因脑出血而死。

现在回过头来看这三位巨头，其高血压及并发症与他们的生活习惯

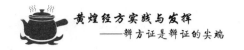

密切相关，还有就是，虽然当时治疗高血压的药物不多或人们对高血压的认识不够，但是很显然他们当中也有人对治疗的依从性不高。

**2. 经方能治疗高血压是意外之喜**

高血压高度流行，以原发性最常见。目前降压药物有很多，多数病人只要按时服药就能够很好地控制病情，但是病人服药和监测血压的依从性、血压达标率等，亦均非常不理想。

我做了十多年的肾病科医师，发现肾性高血压非常常见，且有时候很难治。然而在治疗蛋白尿、慢性肾功能不全时发现有一些病人出现了明显的血压下降，尤其是在使用大剂量黄芪时，很多病人就不能耐受原来的降压治疗了。也有不少糖尿病合并高血压的病人，随着血糖的控制，降压药物也在减量服用甚至停用。在治疗肥胖时，病人体重下降，血压水平也往往会随之好转。记得有一个病人，初诊时血压160/100mmHg，经一周治疗后，体重下降了5kg，血压变为120/80mmHg。

因此，我个人认为，对于慢性肾脏疾病、肥胖、糖尿病等因素导致的血压波动，经方或许能够帮忙。这个也提示，经方不仅仅是针对某一种疾病，对复杂的个体来讲，经方是治疗疾病状态的人，当然状态或者体质调理好后，相关的病自然会好转。

**3. 高血压经方方证探讨**

用经方干预高血压，离不开调人的神、气、血、水这几个方面。

（1）调神。就是让病人身心安静下来，缓解紧张焦虑的状态。对此，柴胡加龙骨牡蛎汤就非常有用了，当然温胆汤尤其是黄连温胆汤有时候也很不错。

（2）治气。气不足便是寒，临床有报道治疗此类人的高血压，肾气丸、黄芪桂枝五物汤、补阳还五汤可以考虑。气有余便是火，一般体格壮实者，多实证、热证，治疗此类人的高血压，黄连类方如三黄泻心汤、黄连解毒汤可以考虑。当然针对不同体质表现，防风通圣散、大柴胡汤也有机会使用。

（3）调血。高血压是累及血管的一种综合征，特别是到了后期，血管多狭窄甚至闭塞，此时血府逐瘀汤、桂枝茯苓丸、当归芍药散等因有一定活血作用而有用武之地。日本汉方有一个七物降下汤，是治疗高血压的验方，组成药物包括当归、川芎、白芍（或赤芍）、生地黄、钩藤、黄柏、生黄芪，血虚、气血两虚或瘀血阻脉而有热象的病人，如易于疲劳、手足心热、皮肤干燥等症状明显的，可试服之。

（4）治水。高血压病人若出现眼睑水肿、舌苔润滑、下肢水肿，甚至活动后气急，都提示体内水液内停，根据辨证，五苓散、真武汤、防己茯苓汤、木防己汤等都可使用。

临床上寒证、虚证的高血压，则每难医治。

高血压是终身性疾病，使用药物干预的同时必须要改变生活方式。

## 2 型糖尿病与经方方证探索

2 型糖尿病是全球高度流行的疾病，严重危害人类健康，因为并发症多、危害大，病人、医生、国家都非常重视，新药也层出不穷。中医经方干预存在简、便、廉、验的优势，经方应用最重要的就是方证相应。下面我们探讨 2 型糖尿病与经方方证。

关于方证的含义，黄煌教授认为是用方的证据，胡希恕先生说是方剂的适应证，两位教授的认识有共通之处。因为，通过分析张仲景用方的思路不难看出，方证不单单指症状或者体征。因此，不管后世医家如何定义方证，我认为还是要回归到《伤寒论》《金匮要略》，分析张仲景如何用方。

### 1. 病皆与方相应者，乃服之

《伤寒论》第 317 条通脉四逆汤方后注说："病皆与方相应者，乃服之。"这句话给我们提示，张仲景用方辨病。从《伤寒论》《金匮要

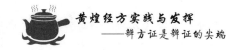

略》体例来看，张仲景临床也是辨病的，就是说这个方证有一部分来源于"病"。《伤寒论》以六病（即太阳病、阳明病、少阳病、太阴病、少阴病、厥阴病）命名章节；《金匮要略》也是以"病"命名章节，如痓湿暍病、百合狐惑阴阳毒病、疟病、中风历节病等。在疾病的治疗中，《金匮要略》载甘麦大枣汤治疗脏躁，鳖甲煎丸治疗疟母，蜀漆散治疗牝疟，百合类方治疗百合病，酸枣仁汤治疗虚劳失眠，旋覆花汤治疗肝着，等等。

为什么要强调病？在当代，疾病是中西医沟通的纽带，临床治疗最终还是要着手到疾病上来。对于 2 型糖尿病临床可以从消渴、脾瘅、消瘅来论治。云南曲靖基层名中医胡天宝老师根据自己的临床经验和家传认知，认为 2 型糖尿病可以从百合病论治。《金匮要略·百合狐惑阴阳毒病脉证并治》："百合病者，百脉一宗，悉致其病也。意欲食，复不能食，常默默，欲卧不能卧，欲行不能行，饮食或有美时，或有不用闻食臭时，如寒无寒，如热无热，口苦，小便赤，诸药不能治，得药则剧吐利，如有神灵者，而身形如和，其脉微数。"

某病人，男，52 岁，2019 年 6 月 30 日就诊。主诉：口干口渴 2 个月。现病史：口干口渴，消瘦，晨起身抖动，2019 年 5 月 7 日尿常规示尿糖（++++），空腹血糖 9.88mmol/L，餐后 2 小时血糖 22.26mmol/L，糖化血红蛋白 11.3%。西医规范治疗是使用胰岛素强化治疗，但是病人非常犹豫该使用中药还是西药，所以近 1 个月未行降糖治疗。病人容易出汗，怕热，无明显乏力，大便臭秽，每日 2~3 次，尿色黄，视力无下降。舌质红，苔薄白，脉弦。处方百合地黄汤合百合知母汤、瓜蒌牡蛎散、小陷胸汤。百合干 50g，生地黄 30g，知母 30g，天花粉 30g，生牡蛎 30g，瓜蒌皮 30g，黄连 40g，生石膏 60g。2 周。

2019 年 7 月 16 日再诊，2 周内空腹血糖范围 5~7mmol/L，餐后血糖范围 8~12mmol/L，口干口渴症状好转，大便臭秽好转，每日 2 次，舌质红，苔白腻，脉弦滑。原方继续。

2."证"是症状和体征

在对"证"的认识中，最为广泛的观点就是：证指症状或者体征。辨证论治的确切概念是在1955年任应秋率先发表的《中医的辨证论治的体系》中才确立下来的，而其前的证就是"症"。现代的观点也认为，辨证就是将四诊（望、闻、问、切）所收集到的资料（主要包括症状和体征），通过分析、综合，辨清疾病的原因、性质、部位，以及邪正之间的关系，概括、判断为某种性质的证。这个"证"离不开症状和体征。再回到《伤寒论》《金匮要略》的条文中，我们会看到很多有方剂的条文就是描述了症状和体征，当我们熟悉这些条文内容时，临床诊疗就会得心应手。

《伤寒论》厥阴病篇有云："伤寒六七日，大下后，寸脉沉而迟，手足厥逆，下部脉不至，喉咽不利，唾脓血，泄利不止者，为难治，麻黄升麻汤主之。"《伤寒论》第243条言："食谷欲呕，属阳明也。吴茱萸汤主之。得汤反剧者，属上焦也。"《伤寒论》第309条："少阴病吐利，手足逆冷，烦躁欲死者，吴茱萸汤主之。"《伤寒论》第378条："干呕，吐涎沫，头痛者，吴茱萸汤主之。"

以上的条文都描述了方剂适合的症状和体征。

3.人和体质是"证"

《伤寒论》《金匮要略》中张仲景多次提到不同体质的人，如平人、强人、盛人、瘦人、羸人、尊荣人、湿家、喘家、呕家、淋家、疮家、衄家、汗家、酒客等，治疗上亦均提出相应注意事项。如《伤寒论》第17条中提到，"若酒客病，不可与桂枝汤，得之则呕，以酒客不喜甘故也"；再如《金匮要略·血痹虚劳病脉证并治》篇载，"夫尊荣人骨弱肌肤盛，重因疲劳汗出，卧不时动摇，加被微风，遂得之"。

张仲景非常重视体质辨证，对于不同人或者不同的体质特点，选方、

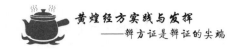

用量均存在差异，用药大体遵循"能毒者，以厚药；不胜毒者，以薄药"的原则。如《伤寒论》第141条白散方"强人半钱匕，羸者减之"；《伤寒论》第323条四逆汤证"强人可大附子一枚、干姜三两"；《伤寒论》第370条通脉四逆汤证"干姜三两，强人可四两"。

《伤寒论》中多次论及"家"字，寓意为久患某病或其兼证之人，同时又指具有某种偏颇体质之人，如《伤寒论》第87条言："亡血家，不可发汗，发汗则寒栗而振。"《伤寒论》第85条言："疮家，虽身疼痛，不可发汗，汗出则痓。"

2型糖尿病病人的体质同样有很大差异，我们要根据不同人的体质特点来决定用药剂量、具体方剂等。因为同样的2型糖尿病病人可以是尊荣人、强人，也可以是大柴胡汤体质、桂枝茯苓丸体质等。

某病人，女，65岁，14年前于当地医院查血糖升高（具体不详），诊断为2型糖尿病，拒绝服用降糖药物及皮下注射胰岛素。外院曾评估已存在糖尿病周围神经病变、糖尿病周围血管病变，饮食基本不控制，亦不规律监测血糖。

2018年起病人自觉口干多饮明显，伴视物模糊、双下肢麻木，间断泡沫尿，乏力。2018年6月病人因社区体检查空腹静脉血糖14.13mmol/L，尿常规中葡萄糖（++++）、酮体（-）、蛋白质（±），至我院内分泌科住院。因病人仍拒绝使用胰岛素皮下注射，故予二甲双胍片、阿卡波糖片等口服以控制血糖。

入院后查空腹血糖11.87mmol/L；餐后半小时血糖15.85mmol/L；餐后1小时血糖21.31mmol/L；餐后2小时血糖23.53mmol/L；餐后3小时血糖20.83mmol/L。

病人口干多饮，头晕、乏力，视物模糊，时有心慌，胃脘部不适，双下肢麻木，双手指端自觉有跳动感，下肢静脉曲张。腹诊：左下腹部有抵抗，舌质暗红，苔薄白，脉弦。处方：黄连20g，瓜蒌皮15g，桂枝

15g，赤芍 15g，桃仁 5g，川石斛 15g，牡丹皮 10g，茯神 20g。每日 2 剂，每剂煮成 2 包，每包 200ml，每日 4 包（餐前 + 睡前各服用 1 包）。

经过 3 周治疗后，餐后血糖下降到 10mmol/L，空腹血糖下降到 8mmol/L。

4. 病因病机也属于证的范畴

病因病机就是指疾病或者症状背后的原因以及发病机制。张仲景《伤寒论》《金匮要略》中的很多条文都论述了病因和病机，并提出了相应的治法以及相关禁忌。如《伤寒论·伤寒例》云："桂枝下咽，阳盛即毙；承气入胃，阴盛以亡。"《伤寒论》第 12 条："太阳中风，阳浮而阴弱。阳浮者，热自发；阴弱者，汗自出。啬啬恶寒，淅淅恶风，翕翕发热，鼻鸣干呕者，桂枝汤主之。"《伤寒论》第 97 条："血弱气尽，腠理开，邪气因入，与正气相搏，结于胁下。正邪纷争，往来寒热，休作有时，默默不欲饮食。脏腑相连，其痛必下，邪高痛下，故使呕也，小柴胡汤主之。服柴胡汤已，渴者属阳明，以法治之。"

病因病机同样对临床处方有重要指导价值。

对于糖尿病的认识，《素问·奇病论》言："帝曰：有病口甘者，病名为何？何以得之？岐伯曰：此五气之溢也，名曰脾瘅。夫五味入口，藏于胃，脾为之行其精气，津液在脾，故令人口甘也。此肥美之所发也，此人必数食甘美而多肥也，肥者令人内热，甘者令人中满，故其气上溢，转为消渴。"当代糖尿病治疗大家仝小林教授根据《黄帝内经》和《伤寒论》等经典文献，认为 2 型糖尿病的发展分为郁、热、虚、损四个阶段，代表整个疾病从早期到末期的发生发展过程，不同阶段核心病机不同，主要证候表现也不同。郁可以分为脾胃壅滞（厚朴三物汤）、肝郁气滞（逍遥丸）。脾瘅、消瘅属早中期郁热阶段，以中满内热或脾虚胃热为核心病机，以肝胃郁热（大柴胡汤）、肺胃热盛（白虎汤）、热毒炽盛（三黄汤合五味消毒饮）、肠道湿热（葛根芩连汤）、胃肠实热（大黄黄连泻心汤）、痰热互结（小陷胸汤）等为主要证候表现。消渴属中晚期虚损阶段，以阴虚燥热为核心病机，以阴虚内热、气阴两虚、阴阳两虚为主要证候表现。并发症则属于损的阶段，兼夹痰、瘀血、毒等各种病理产物。虚证中有热盛津伤（白虎加人参汤）、阴虚火旺（知柏地黄丸）、气阴两虚（生脉散合增液汤）、脾虚胃滞（半夏泻心汤）、上热下寒（乌梅丸）等证候。损的阶段主要是血管的损害，有肝肾阴虚（杞菊地黄丸）、阴阳两虚（肾气丸、左归饮、右归饮）等证型；其兼证，可以兼痰（二陈汤）、兼瘀（桃核承气汤）、兼湿（平胃散）等。

从现代认识角度来看，1980 年调查研究显示我国糖尿病患病率为 0.67%，近几年统计则达到了 10% 左右，其中糖尿病前期发病率为 35%~50%。这背后的机制就是人的体力活动减少了，生活水平提高了，吃的东西多了，导致营养过剩；当然，部分还与紧张、疼痛等应激状态相关。对这些病因病机的认识对指导糖尿病的临床处方依然重要，毕竟很多时候糖尿病病人症状或者体质特点并不显著。

某病人，男，40 岁，2019 年 4 月前无明显诱因出现口干多饮，饮后不解渴，无明显多尿，无视物模糊，无恶心呕吐，无畏光，无关节酸痛，无怕热多汗，无颈前肿大，无发热，无尿频、尿急、尿痛。我院门诊查空腹血糖 7.87mmol/L，谷丙转氨酶 121U/L，考虑为 2 型糖尿病。曾体检患脂肪肝。口干多饮，大便不成形，夜寐打鼾，胃纳可，小便正常。体态体貌：体胖，面出油。舌红，苔薄，脉沉。体重 95kg，身高 170cm。临床分析病人有痰热证兼水饮病，处方五苓散合小陷胸汤加麻黄。泽泻 15g，生白术 30g，桂枝 30g，茯神 60g，甘草 15g，黄连 40g，瓜蒌皮 20g，五味子 20g，茵陈 30g。嘱咐病人多运动、控制饮食。一周后体重下降了 5kg，入院评估查空腹血糖 3.61mmol/L。

5.观其脉证，知犯何逆，随证治之

在临床中，针对疾病、症状、体征或者病机用方一段时间后，病人的方证特点多会发生改变，可能会恶化，也可能会好转，不管如何，都需要重新思考和处方。这也正如《伤寒论》第16条所言："太阳病三日，已发汗，若吐、若下、若温针，仍不解者，此为坏病，桂枝不中与之也。观其脉证，知犯何逆，随证治之。"当然服药后机体发生的变化依然在病机范畴。《伤寒论》第26条："服桂枝汤，大汗出后，大烦渴不解，脉洪大者，白虎加人参汤主之。"从另外一个角度看，张仲景对用药后机体的变化非常重视。

某病人，女，67岁，有口干多饮症状2年余。2018年10月我院诊断为2型糖尿病，给予格列美脲口服，后病人血糖控制不详。既往有高血压病史10余年。入院后餐后血糖在10~18mmol/L范围内波动，糖化血红蛋白6.8%。有口干、口渴、盗汗，颜面眼睑水肿，腹部松软，舌颤，舌质暗红，苔白腻，关脉滑。2019年3月20日给予防己茯苓汤合小陷胸汤。服用2周左右餐后血糖在8~12mmol/L波动，病人觉得药太苦，难以下咽。2019年4月6日门诊医生调整用药后血糖再次上升。2019年4月23日再次调整用药。防己40g，茯神40g，黄芪60g，桂枝30g，甘草10g，黄连40g，瓜蒌皮30g，茯苓20g。

一个月后（2019年5月23日）病人体重下降了5kg，餐后血糖6~9mmol/L，空腹血糖5~6mmoL/L，出现口干、口渴、出汗、乏力，自述胃脘部不适，时有发热感，舌质淡红，苔薄白，脉弦。调整为百合地黄汤合百合知母汤、瓜蒌牡蛎散、小陷胸汤。百合50g，生地黄30g，知母30g，天花粉30g，生牡蛎30g，瓜蒌皮30g，黄连30g。

又服用一个月后（2019年6月24日），口渴、口干、乏力好转，无舌颤，大便偏干结，睡眠容易醒，舌质淡红，苔薄白，脉弦。予五苓散合小陷胸汤。泽泻10g，茯神45g，桂枝30g，甘草10g，黄连20g，瓜蒌

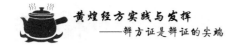
仁 30g，生白术 30g。

此后一直按照这个思路处方。至 2019 年 9 月，病人血糖、糖化血红蛋白均回归正常范围，暂停用中药后，空腹血糖 6mmol/L，餐后血糖在 8mmol/L 以内，考虑临床缓解。

总之，从《伤寒论》《金匮要略》的相关条文来看，方证的内涵包括疾病特点、症状体征、病人体质、病机变化等。用经方论治 2 型糖尿病时也应从这几个方面切入。

# 第三部分 经方大众化

## 女人的不同玫瑰体质与经方治疗

黄煌教授常将女人比喻为玫瑰，女人在不同病理状态下表现出的玫瑰的颜色、状态是不同的，有火玫瑰、紫玫瑰、白玫瑰、黄玫瑰、枯玫瑰等。

1. 火玫瑰

火玫瑰主要是指热性体质的女人，其特征为肤白唇红，常常有咽痛、口腔溃疡，妇科检查往往有子宫炎、宫颈糜烂、阴道炎、盆腔炎等，白带多、色黄，时有痛经，月经来时血块多。泻心汤、荆芥连翘汤、黄连阿胶汤、黄芩汤常常可以选择。

2. 紫玫瑰

紫玫瑰是体内有瘀血的女人。这个瘀血体现在哪里呢？黄煌教授认为桂枝茯苓丸体质就是典型的紫玫瑰。使用桂枝茯苓丸的指征有四：第一看脸，脸色一般是发红或者是暗红，也有发青的，鼻子或者发红或者是暗红的，或者是鼻翼上的毛细血管扩张；第二看舌，舌质紫暗，有瘀斑，舌底静脉怒张；第三看腿，腿上皮肤粗糙干燥，有的皮肤甚至像蛇皮一样，如有刺，破溃难愈，腿还容易抽搐；第四按腹，小腹部常有压痛，特别是左少腹。

还有一种少腹疼痛且常常歇斯底里的女人，"少腹急结，其人如狂"，

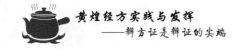
其证也是瘀血证，方用桃核承气汤。

### 桃核承气汤

太阳病不解，热结膀胱，其人如狂，血自下，下者愈。其外不解者，尚未可攻，当先解其外，外解已，但少腹急结者，乃可攻之，宜桃核承气汤。(《伤寒论》第106条)

桃仁五十个（去皮尖），大黄四两，桂枝二两（去皮），甘草二两（炙），芒硝二两。上四味，以水七升，煮取二升半，去滓，纳芒硝，更上火，微沸，下火，先食，温服五合，日三服，当微利。(《伤寒论》)

此即调胃承气汤加桂枝、桃仁，引入血脉以破瘀结也。硝、黄、桃仁咸苦下降，佐桂枝、甘草辛温甘缓载之，使徐行入于血脉，导瘀血邪热由肠腑而去，故桂枝非为解太阳之余邪也。《医门棒喝·伤寒论本旨》

黄煌教授认为，桃核承气汤是古代蓄血病的专方、经典的泻下逐瘀方，适用于以少腹急结、其人如狂为特征的疾病。

桃核承气汤体质特点：面色暗红有光泽，或面部有感染，或眼睛充血、翼状胬肉攀睛，唇暗红，舌质暗红或紫；下腹部充实，两少腹部压痛，特别是左少腹部可有较明显疼痛；狂躁不安，或神志不清，记忆力下降，注意力不集中，失眠，头痛等；女性则月经不调，甚至闭经，经前期烦躁，痛经，下血紫黑。

另外一个方子就是血府逐瘀汤，《医林改错》指出该方的方证包括：头痛，胸痛，胸不任物，胸任重物，天亮出汗，食自胸右下，心里热（名曰灯笼病），瞀闷，急躁，夜睡梦多，呃逆，饮水即呛，不眠，小儿夜啼，心跳心忙，夜不安，俗言肝气病，干呕，晚发一阵热。当然这里面有很多不典型的瘀血证。

3. 白玫瑰

白玫瑰又叫"冷玫瑰"，是带刺的玫瑰。临床多表现为抑郁，不开心。白玫瑰多心情压抑、郁闷、沮丧，对前途悲观失望，注意力无法集中，记忆力降低，自我评价较低，觉得没人关爱，无精打采，表现为被动、依赖、退缩，不愿意与人主动交往，甚至会有自杀的倾向。白玫瑰是使用柴胡类方的体质，四逆散、逍遥丸、小柴胡汤、柴胡疏肝散、柴胡加龙骨牡蛎汤都可以考虑。如林黛玉的抑郁可用小柴胡汤治疗，周幽王的爱妃褒姒是"四逆散小姐"。

### 4. 黄玫瑰

黄玫瑰实际上就是脸上出现了斑点的大龄女人或接近中年的女人。这类女人卵巢功能减退致使皮肤上形成黄褐斑，脸色泛黄；也可能是肌肤表面老化，导致黄黑色素生成，沉积于细胞。此类人看上去颜面比较衰老，可能与实际年龄不符，颜面常常有浮肿貌，还有头晕、头痛表现。这就是老百姓熟知的"黄脸婆"。可以选择当归芍药散或者柴归汤。

### 5. 枯玫瑰

枯就是枯萎、干枯。枯玫瑰又叫"干玫瑰"，主要有两种：一种是刚刚成年的女性，但体质却表现为瘦弱，月经少，个子矮，形体瘦，一派发育不良的表现；另外一种是更年期后月经量减少甚至绝经的女性，其因雌激素水平下降，皱纹爬起，皮肤不再滋润，手掌也变得粗糙干燥，口唇干燥，并没有半老徐娘的韵味。这时候用什么方剂呢？温经汤。

另外，步入五十的女人，为家庭、子女忙碌了半辈子，常常出现气短心悸、失眠多梦、头昏头晕、肢倦乏力、食欲不振，这是怎么回事呢？有学者称之为"慈母综合征"。可以选择归脾丸。

## 肥胖人的不同水果体质与经方治疗

我们先复习一下肥胖的标准吧。种族不同，肥胖的标准也不同。世界卫生组织（WHO）提出的标准是身体质量指数（BMI）≥ 30；中国的标准是 BMI ≥ 28。流行病学调查显示，同样的 BMI 下中国人的脂肪含量是高于白种人的。因此，针对中国人群，24 ≤ BMI < 28 即为超重，

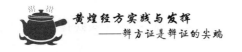

BMI ≥ 28 即可视为肥胖。

临床上治疗肥胖可不仅仅看 BMI 是多少，更重要的是看人，而中医的优势就是看生病的人。肥胖有很多种类型，黄煌教授常常将肥胖者比喻成不同的水果，非常形象和精彩，不同的肥胖病人需要用不同的经方进行调理。

### 1. 红苹果之积热

苹果的形状多是圆形，对应的是上腹饱满、腰围超标的腹型肥胖，而红苹果代表着这种胖子还有"热"，这种人多见脸红油亮、上半身饱满，特别是上腹部胀满，脂肪堆积，用手按压上腹部，往往充实有力，有时还有抵抗和疼痛。

红苹果型的肥胖者，很容易患胆囊炎、胆囊结石、脂肪肝、高血压、反流性疾病等，可以使用大柴胡汤调理。大柴胡汤善于消肚腩，可以理气消积滞，促进体内新陈代谢。直观地说，它的作用是通过增加大便量实现的。许多肥胖者，有积热在内，如腹胀便秘，舌苔黄厚，服用大柴胡汤后，则大便顺畅，人顿觉轻松许多。

红苹果型的胖子多是火多有积滞，灭火和导滞自然是主要的治法。这里还有两味针对"红苹果"的重量级药物，就是黄连和大黄。黄连可以调节肠道菌群，抑制食欲，改善糖脂代谢；而大黄则是消积滞泻内热、推陈致新的良药。黄连类方中三黄泻心汤、小陷胸汤、葛根芩连汤、黄连温胆汤等都可以为此类人调理；大黄类方中大柴胡汤、大承气汤、小承气汤、调胃承气汤、三黄泻心汤等也都是减肥的良方。但临床还是要根据病人的伴随症状和体征进行相应选择。

#### 小陷胸汤

小结胸病，正在心下，按之则痛，脉浮滑者，小陷胸汤主之。（《伤寒论》第 138 条）

黄连一两，半夏半升（洗），瓜蒌实大者一枚。上三味，以水六升，先煮瓜蒌，取三升，去滓，纳诸药，煮取二升，去滓，分温三服。

黄煌教授认为，小陷胸汤是古代结胸病的专方，有清热化痰通便的功效，适用于以胸腹痛、痰黄黏稠、便秘为特征的疾病。

小陷胸汤体质特点：面红油光，舌质红，舌苔黄腻，脉浮滑或洪；胸闷胸痛，咳嗽痰黄黏腻，食欲不振，便秘，腹部、胸胁部痞胀，特别是心下按之疼痛，心烦，头昏，失眠等。

### 2. 大黄梨之多水

大黄梨的特点是皮黄、个大、味浓、水分多，有这种体质的人最明显的特征就是下半身胖大，腹大腰粗，屁股大，腿粗并伴有水肿，脂肪在中下腹部、臀部堆积，外形就像是一只大黄梨。此类人面色、皮肤多黄，体内积水也很多，容易腹泻水肿，黄煌教授称之为"水胖子"。治疗常用的方子有五苓散和当归芍药散。

五苓散可用于减肥，最适合用于那些伴有高脂血症、脂肪肝、高尿酸血症、痛风的肥胖病人，因为可以先排掉水分。这类病人大多伴有口渴、腹胀、胃内停水，或头晕头痛，或心悸、烦躁，或多汗。五苓散体质特点：面部不油腻，能食，容易累，易疲劳，肚子大，比较软，经常腹泻，大便不成形；舌胖大，舌质淡、暗或紫，舌苔厚腻。

当归芍药散同样可以用来治疗水胖子，这种胖子以女性多见，是那种肥胖而肿的"黄脸婆"，常常伴有水肿、腹痛，面色发黄而肿，有瘀血停滞。当归芍药散中除了有利水的茯苓、白术、泽泻，还有大剂量白芍可以通便，有些女人服用后肚腩也会渐渐变小。

### 3. 软柿子之虚胖

软柿子是正常熟透的柿子，一般表皮比较薄，内部非常松软。软柿子型的肥胖多是虚胖，此类人的肚子看起来鼓鼓的，但是一按就陷下去，很松软，像棉花。这样的人多有气虚，很适合服用黄芪类方。

黄煌教授描述黄芪体质：其人多面色黄白或黄红隐隐，或黄暗，缺乏光泽；浮肿貌，目无精彩，肌肉松软，腹壁软弱无力，犹如棉花枕头，按之无抵抗感以及痛胀感；平时易于出汗，畏风，遇风冷易于过敏，或鼻塞，或咳喘，或感冒；易于浮肿，特别是下肢肿，手足易麻木；咽喉多不红，舌质淡胖，舌苔润。这种体质的形成，除与遗传有关外，尚与缺乏运动、营养不良、疾病、衰老等有关。黄芪人还非常容易饥饿，虽吃得多，但是很快就饿了，而且稍微活动后就气喘吁吁，汗出，还非常容易出现低血糖反应。这就是张仲景描述的"尊荣人"，这种人由于缺乏劳动锻炼，平时生活优厚，所以筋骨柔弱，肌肤肥盛，抵抗力弱，易于生病。这种体质以中老年最为多见。

张仲景发现血痹是尊荣人易得的疾病，《金匮要略》中曾说道："夫尊荣人骨弱肌肤盛，重因疲劳汗出，卧不时动摇，加被微风，遂得之。"这里所说的骨弱，并不是说其有软骨病，而是说其肌肉没有力；肌肤盛，则表示这种人大多养尊处优，缺乏体力劳动，赘肉较多。这种体胖而肌肉松软无力的表现，可以认为是黄芪的主治证，尤其是有食欲、能吃易饥，但依然肌肉松软无力者，用黄芪最为有效。但用量过大可以导致胸闷腹胀，食欲减退，并可出现头昏潮热等。故肌肉坚紧、大便秘结者应少用或慎用。多汗而发热、咽喉红痛者不宜使用。朱丹溪也有相同经验，他说："黄芪补元气，肥白而多汗者为宜；若面黑形实而瘦者，服之令人胸满，宜以三拗汤泻之。"

防己黄芪汤可治疗软柿子之虚胖。这类病人常常伴有水肿，容易合并关节炎、肾炎、脑血管病等。

### 防己黄芪汤

风湿，脉浮，身重，汗出恶风者，防己黄芪汤主之。（《金匮要略》）

风水，脉浮为在表，其人或头汗出，表无他病，病者但下重，从腰以上为和，腰以下当肿及阴，难以屈伸。（《金匮要略》）

汉防己四两，甘草二两，黄芪五两，生姜、白术各三两，大枣十二

枚。上六味，以水六升，煮取三升，分三服，服了坐被中，欲解如虫行皮中，卧取汗。(《金匮要略》)

黄煌教授认为，防己黄芪汤是古代治疗下肢肿的专方，适用于以下肢浮肿、肌肉松软无力为特征的慢性疾病。

防己黄芪汤体质特点：肤色黄暗或黄白，肥胖，肌肉松弛而易疲劳，皮肤湿润，多汗或易汗，易于浮肿，尤其以下肢浮肿为多，且多伴有膝关节疼痛，腹大而松软，食欲旺盛，以中老年女性多见。

4.大冬枣之壮胖

大冬枣的特点就是个大、肉厚、富弹性、味脆甜。大冬枣型的肥胖，多是指麻黄体质，黄煌教授常常称之为"大土豆型"，其实我觉得称为"冬瓜型"也可以。这主要是指这个人从上到下都是结实的，胸、腹围相似。这种体质表现为体格粗壮，面色黄暗，皮肤干燥且较粗糙，身体沉重，反应不敏感；多见于体格壮实的中青年和体力劳动者。葛根汤、五积散、麻黄汤、防风通圣散等常常适合这个人群。这些方子里面都有麻黄。黄煌教授说张飞、李逵就都属于麻黄体质。那种光吃肉、不大锻炼的人，减肥就用麻黄。

防风通圣散是解表、清热、攻下三者并用之方，主治外感风邪、内有蕴热、表里皆实之证。此方为治疗风热壅盛、表里俱实之证的要方，乃表里、气血、三焦通治之剂，有汗不伤表、下不伤里的特点。本方可通过发汗、利尿、泻下等渠道，清除体内瘀滞的食毒、水毒，可用于肥胖症的治疗，尤其适用于经常便秘并且有高血压倾向的肥胖症病人。早在20世纪20年代，我国就有人用防风通圣丸(散)治疗肥胖症。近年来，日本对本品进行了大量的研究，结果表明，本品对女性肥胖症确有疗效，尤其是对20~30岁女性的肥胖症效果显著。具体用法是取防风通圣丸(散)每日6次，每次6g(散剂3g调服)，连服3~6个月，一般情况下，病人体重均有明显减轻。在我国，民间有"有病没病，防风通圣"

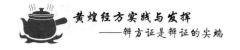
的说法。

## 防风通圣散

治风热壅滞，筋脉拘挛，肢体焦萎，头目昏眩，腰脊强痛，耳鸣鼻塞，口苦舌干，咽嗌不利，胸膈痞闷，咳呕喘满，涕唾稠黏，肠胃燥热，便溺淋闭；或夜卧寝汗，咬牙睡语，筋惕惊悸；或肠胃怫郁，水液不能浸润于周身，而但为小便多出者；或湿热内郁，而时有汗泄者；或因亡液而成燥淋闭者，或因肠胃燥郁，水液不能宣行于外，反以停湿而泄；或燥湿往来，而时结时泄者；或表之阳中正气与邪热相合，并入于里，阳极似阴而战，烦渴者；或虚气久不已者；或风热走注，疼痛麻痹者；或肾水真阴衰虚，心火邪热暴甚而僵仆。（《宣明论方》）

防风、连翘、荆芥、麻黄、薄荷、川芎、当归、白芍、白术、山栀、大黄、芒硝各五钱，黄芩、石膏、桔梗各一两，甘草二两，滑石三两。为末，每服二钱，水一大盏，生姜三片，煎至六分，温服。

黄煌教授认为，防风通圣散是古代的通治方，有表里双解、清热散风的功效，适用于以头昏胸闷、身痒红疹、口苦舌干、涕唾稠黏、小便黄短、大便不通为特征的疾病和表里俱实性体质的调理。

防风通圣散体质特点：体形肥胖壮实，精力旺盛，面色黄暗、暗黑或暗红，有油光，眼结膜易充血，眉毛、头发浓密，体毛明显，较少出汗，食量大且以肉食为主，性格开朗或偏急躁，胆量大，腹部充实，易大便秘结，皮肤易生痤疮，易发生过敏而出红疹、瘙痒，四肢皮肤干燥、粗糙，唇红或暗红，舌红或暗红，脉实有力。青少年易患变态反应性疾病（如过敏性鼻炎、过敏性哮喘、过敏性皮肤病、过敏性紫癜）以及肥胖症等；中老年人易患高血压、高脂血症、冠心病、糖尿病、习惯性便秘等；女性则可见月经量稀少或月经有血块，月经多延期，有的甚至闭经，易患不孕症、多囊卵巢综合征等。

与防风通圣散不同，五积散主治外感风寒，内伤生冷，以致表里皆实，痰湿阻滞之证，适应证以寒、食、气、血、痰积滞为特点。

<h3 align="center">五积散</h3>

治脾胃宿冷，腹胁胀痛，胸膈停痰，呕逆恶心；或外感风寒，内伤生冷，心腹痞闷，头目昏痛，肩背拘急，肢体怠惰，寒热往来，饮食不进；及妇人血气不调，心腹撮痛，经候不调，或闭不通，并宜服之。（《太平惠民和剂局方》）

白芷、川芎、甘草、茯苓、当归、肉桂、芍药、半夏各三两，陈皮、枳壳、麻黄各六两，苍术二十四两，干姜四两，桔梗十二两，厚朴四两。上除肉桂、枳壳二味别为粗末外，一十三味同为粗末，慢火炒令色转，摊冷，次入桂、枳壳末令匀。每服三钱，水一盏半，入生姜三片，煎至一中盏，去滓，稍热服。（《太平惠民和剂局方》）

清·喻昌《医门法律》："按此一方，能治多病，粗工咸乐用之。而海藏云：麻黄、桂、芍、甘草，即各半汤也；苍术、甘草、陈皮、厚朴，即平胃散也；枳壳、桔梗、陈皮、茯苓、半夏，即枳杏二陈汤也。又川芎、当归治血，兼干姜、厚朴散气。此数药相合，为解表、温中、泄湿之剂，祛痰、消痞、调经之方。"

清·汪昂《医方集解》："此阴阳表里通用之剂也。麻黄、桂枝所以解表散寒，甘草、芍药所以和中止痛，苍术、厚朴平胃土而祛湿，陈皮、半夏行逆气而除痰，芎、归、姜、芷入血分而祛寒湿，枳壳、桔梗利胸膈而清寒热，茯苓泻热利水，宁心益脾，所以为解表温中除湿之剂，祛痰消痞调经之方也。"

黄煌教授认为，五积散是古代治疗五积病的专方，以治气、血、痰、饮、食五积而名，有解表、温中、除湿、祛痰、消痞、调经等功效，适用于以恶寒无汗、身痛、呕吐、腹胀以及月经不调为特征的疾病和寒湿体质的调理。

五积散体质特点：体形肥胖，面色黄暗，精神萎靡，恶寒不易出汗，

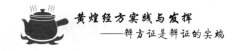

皮肤多干燥粗糙，关节肌肉常有疼痛；常有食欲不振、恶心呕吐、腹胀腹痛等；易浮肿，易头目昏眩，易腹泻；女性多伴有月经不调、闭经等。有时候同一人可能兼有多个类型，这时候常常需要用合方治疗。

# 闭塞的麻黄人

我们上大学时，老师讲的第一味中药就是麻黄，讲的第一个方剂就是麻黄汤。现在还记得在大二时方剂老师跟我们讲过：如今麻黄汤在临床上很少用了。一晃17年过去了，麻黄和麻黄汤的地位逐渐提高，经方医师临床应用麻黄和麻黄汤的经验也越来越多了。麻黄的地位非常重要，为什么？因为它常常可以治疗大病、重病、急病！麻黄性温，味辛、微苦，有发汗散寒、宣肺平喘、利水消肿的功效。《神农本草经》这样描述麻黄："主中风伤寒头痛，温疟，发表，出汗，去邪热气，止咳逆上气，除寒热，破癥坚积聚，一名龙沙。"但这些描述还不能概括麻黄人的特点。

黄煌教授这样描述麻黄体质：体格粗壮，肌肉发达，腹肌较有弹性，腹壁脂肪较厚，面色黄暗，皮肤干燥、无光泽、发暗且较粗糙；恶寒喜热，易着凉，着凉后多肌肉酸痛，无汗发热；易鼻塞，气喘，浮肿，小便少，口渴而饮水不多；身体沉重，容易困倦，反应不敏感，咽喉多不红，舌体较胖，苔白较厚，脉浮有力，多见于体格壮实的中青年和体力劳动者；呼吸道疾病、骨关节痛、寒冷、疲劳等常是这种体质病人患病的主要诱因。

1. 脑闭

麻黄人一般思维反应比较迟钝，技巧性动作稍差，常常无精打采、思睡，甚至是严重的昏睡和昏迷，而麻黄刚好可以提神，可起到兴奋作用，且效果不比咖啡和茶叶差。脑窍闭塞最严重的状态就是昏迷。有一首方剂叫还魂汤，在一定范围内可以治疗昏迷，当代著名经方家黄仕沛老中医就常常用还魂汤来治疗昏迷的病人。还魂汤其实就是由麻黄汤组成的：麻黄、桂心、甘草、杏仁。《千金方衍义》评价此方："此即《伤寒论》'太阳例'中麻黄汤，以桂心易桂枝入肝以招其魂；麻黄入肺以通其魄；杏仁入络以降其逆；甘草入腑以缓其暴，暴逆散而魂魄安矣。"由此可知，麻黄可以治疗脑闭。

唐朝时政府只把《伤寒论》与《小品方》两书并列为医家必修之书，还魂汤就出自陈延之《小品方》。相传大约在公元483年，栖霞山的一所墓穴前，一位巫师对着一位"昏迷"的人正在装神弄鬼地施行法术，这时一匹快马奔驰而来，从马上跳下一人，拨开围观的人群，伏身对巫师身旁的病人进行紧急救治，然后叫人将"还魂汤"灌入其口中。约摸一刻钟以后，此人终于有了气息，睁开了无神的眼睛。此位骑马而来的人就是陈延之。

2. 鼻闭

我们知道在患感冒、鼻炎、鼻窦炎时常常会发生鼻塞，临床医生会使用呋麻滴鼻液来通鼻，这里面的主要成分就是麻黄碱，麻黄碱外用可以通鼻窍。中医认为"肺开窍于鼻""肺气通于鼻"，肺气和则呼吸通畅、鼻能知香臭，肺气虚则津液停聚壅塞鼻窍，遂致鼻鼽。麻黄可宣肺而通鼻窍。临床上有很多使用麻黄类方如麻黄细辛附子汤、麻黄连翘赤小豆汤、射干麻黄汤、小青龙汤等来治疗鼻炎的报道，但是一般只对过敏性鼻炎效果比较好。其实，这些方子对其他鼻炎同样有效，只是需要根据病人寒热虚实等情况进行处方调整。

3. 肺闭

肺主气司呼吸，肺气不能宣发而闭塞则会呼吸不畅，出现咳嗽、气喘等，轻者仅仅是气管炎、支气管炎，重则为支气管哮喘、肺炎，甚至是重症肺炎。这些疾病其实就是肺气闭塞的表现。麻黄是宣肺平喘的要药。郭士魁老中医临床将肺闭咳喘、麻毒闭肺、风热闭肺等通称为肺闭证，肺闭是"受六淫外邪侵入时，肺先受之，肺络不通，且肺气受邪所阻，使清气不能上升、浊气不能下降，而成喘急，咳逆上气"，临床以高热、剧咳、喘憋或颜面苍白、口舌发绀为主要表现。其实我个人认为这些是肺闭重症。郭老认为，肺闭不通多用汗法，宣肺开闭法常贯穿治疗始终，他常告诫后辈：在早期"若关门杀贼只用寒凉退热剂，终成肺闭。但凭面青、舌红、脉虚诸次要症，而早期采用扶正养阴，腻滞其邪，病邪一天天深入，终至闭死"。他主张使用麻杏石甘汤合千金苇茎汤加减治疗。

临床上可以宣肺平喘的方剂有很多，其中麻黄类方是主要的。当然除了麻黄类方外，也还有很多其他治喘的方剂，可以根据病情急慢、虚实、寒热选用。

### 4. 经络闭阻

中医学认为，经络受阴寒而阻滞，则肢体常常出现酸痛。麻黄能疏通太阳经气，故可以治疗太阳经的疼痛，正如《伤寒论》所言："太阳之为病，脉浮，头项强痛而恶寒。""太阳病，头痛发热，身疼腰痛，骨节疼痛，恶风，无汗而喘，麻黄汤主之。""太阳病，脉浮紧，无汗，发热，身疼痛，八九日不解，表证仍在，此当发其汗。……麻黄汤主之。"

张锡纯又称麻黄"味微苦，性温。为发汗之主药。于全身之脏腑经络，莫不透达，而又以逐发太阳风寒为其主治之大纲"。另外，黄煌教授认为麻黄体质与湿家相似。《金匮要略·痉湿暍病脉证治》："湿家之为病，一身尽疼，发热，身色如熏黄也。"又："湿家，其人但头汗出，背强，欲得被覆向火。若下之早则哕，或胸满，小便不利，舌上如胎者，以丹田有热，胸上有寒，渴欲得饮而不能饮，则口燥烦也。""湿家"是对平素湿重的病人之通称，多有身疼肢重、发热、头汗出、胸满、小便不利等表现。湿邪容易阻滞气机，致经脉不畅，同样可以导致疼痛。麻黄类方多可以治疗经络痹阻的疼痛，其中以关节疼痛多见。

麻黄加术汤："湿家，身烦疼，可与麻黄加术汤。发其汗为宜，慎不可以火攻之。"此方组成：麻黄、桂枝、甘草、杏仁、白术。

麻黄杏仁薏苡甘草汤："病者一身尽疼，发热，日晡所剧者，名风湿，此病伤于汗出当风，或久伤取冷所致也，可与麻黄杏仁薏苡甘草汤。"此方组成：麻黄、杏仁、薏苡仁、甘草。

桂枝芍药知母汤："诸肢节疼痛，身体尪羸，脚肿如脱，头眩短气，温温欲吐，桂枝芍药知母汤主之。"此方组成：桂枝、芍药、知母、甘草、麻黄、生姜、白术、防风、附子。

乌头汤："病历节，不可屈伸，疼痛，乌头汤主之。"此方组成：麻黄、芍药、黄芪、甘草、川乌。

《千金》三黄汤："治中风手足拘急，百节疼痛，烦热心乱，恶寒，经日不欲饮食。"此方组成：麻黄、黄芪、黄芩、独活、细辛。

《太平惠民和剂局方》五积散："调中顺气、除风冷、化痰饮。治脾胃宿冷，腹胁胀痛，胸膈停痰，呕逆恶心；或外感风寒，内伤生冷，心腹痞闷，头目昏痛，肩背拘急，肢体怠惰，寒热往来，饮食不进；及妇人血气不调，心腹撮痛，经候不调，或闭不通，并宜服之。"此方组成：白芷、川芎、甘草、茯苓、当归、肉桂、芍药、半夏、陈皮、枳壳、麻黄、苍术、干姜、桔梗、厚朴。

5. 闭经

这里的"经"是指月经。闭经的原因较多。中医认为闭经的原因大抵包括血枯、血瘀、寒凝、痰阻、气郁和脾虚等。但是麻黄体质的闭经，其病因病机正如《妇科切要》所云："肥的妇人，经闭而不通者，必是湿痰与脂膜壅塞之故也。"五积散就是麻黄体质的月经催进剂。临床也有人用葛根汤合阳和汤来治疗麻黄体质的闭经。个人认为对于其他体质女性的闭经，通过配伍也可以加用麻黄来催经。

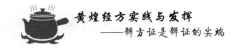
6. 汗闭

中医有句俗语"无汗麻黄,有汗桂枝"。麻黄有发汗作用,一般麻黄体质的病人不容易出汗,因为他们的汗腺是闭塞的。无汗一症对鉴别麻黄体质特别重要,此类病人因无汗或少汗故皮肤多见干燥而粗糙,或如粟粒,或如鱼鳞,其肤色多黄暗而缺乏光泽。张仲景在判定使用麻黄后的疗效时,常以病人服药后有无出汗作为标准。

感受寒邪时,汗腺闭塞,热不能越,邪气也不能外泄;而如果汗孔开,邪气也容易祛除,汗后脉静身凉则病退。《本草正义》:"麻黄轻清上浮,专疏肺郁,宣泄气机,是为治感第一要药,虽曰解表,实为开肺,虽曰散寒,实为泄邪,风寒固得之而外散,即温热亦无不赖之以宣通。"

黄煌教授总结,麻黄人为黄肿人,即面色黄暗而浮肿或有浮肿貌者,病人多见小便量少。麻黄人的汗闭是不容易出汗,反而容易出现水肿,容易出现痤疮。临床上判断麻黄体质最简单的就是看其是不是虎背熊腰。这类人的背特别厚实,也叫"葛根汤背"!对于某些痤疮,葛根汤也是有效的。一般情况下,人后背上的痤疮比较严重,这其实也是因为汗液不得发越。另外,还有一个常常用来治疗皮肤病的方剂,就是防风通圣散。

7. 尿闭

宣肺利水是麻黄的重要作用之一。麻黄类方中有很多是利水的名方,如越婢汤、越婢加术汤、麻黄连翘赤小豆汤、麻黄甘草汤、麻黄附子汤等。麻黄利水是通过宣肺让肺来通调水道完成的。《丹溪心法·小便不通》:"并将探吐一法,譬之滴水之器,闭其上窍,则下窍不通,开其上窍,则下窍必利。"后代医家将通过开宣肺气、升举中气而通下焦之气的治疗方法称为"提壶揭盖"。

8. 麻黄使用注意

当然,麻黄人还容易出现便闭、子宫闭、耳闭、喉闭等,我个人认为,可能九窍闭塞都有机会使用麻黄或麻黄类方。针对麻黄人应用麻黄多安全有效，但仍有很多需要临床注意的问题，比如如何安全使用麻黄或麻黄类方。

（1）关注麻黄人的特点。麻黄类方治疗麻黄人之病是安全有效的。简单归纳麻黄人的特点：皮糙肉厚、虎背熊腰、黄肿黑胖、毛孔粗大等。

（2）麻黄剂量的选择。麻黄使用时需从小剂量开始，后再逐渐增加剂量，并根据配伍、病情、体质、服药反应来调整剂量。当然临床上还需要根据病情选择生麻黄或炙麻黄。

（3）注意哪些人慎用。从西医角度来看，运动员慎用；心衰、肺心病、心率过快、失眠等病人慎用；肺肾虚喘者禁用；本品能升高血压，高血压病人慎用。从体质角度来看，肌肤白皙，自觉有气上冲，容易烘热、出汗者慎用；脉弱无力者慎用；平素容易头晕、目眩、心悸、失眠、烦躁不安者慎用；极度消瘦者慎用。

（4）麻黄九禁的背后。淋家、疮家、衄家、汗家及咽干、亡血、胃中寒、尺脉迟和尺脉微是使用麻黄汤的禁忌。这里所说的"胃中寒"是指中阳不足；"尺脉迟"提示阴血不足；"尺脉微"提示阳气不足。从正气的角度来说，阴阳气血俱不足，或者阴不足，或者阳不足，或者气不足，或者血不足，或者中焦虚衰不足，或者下焦虚衰不足的，应慎用甚至禁用麻黄汤；从邪气的角度来讲，或者是湿热，或者是毒热，或者是阴虚而热盛的，亦应慎用甚至禁用麻黄汤。

## 娇嫩的桂枝人

桂枝是樟科植物肉桂的干燥嫩枝，具有发汗解表、通阳定悸之功效。《神农本草经》将其列为上品，认为其可强身保健，为诸药先聘通使。桂枝还具有降气、利关节、补中益气之功。如《神农本草经》载，"箘桂……主百病，养精神，和颜色……久服轻身不老，面生光华，媚好常如童子""牡桂，味辛温，主上气咳逆，结气喉痹，吐吸，利关节，补中益气"。

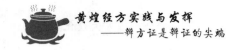

以桂枝为主的方剂有桂枝汤、桂枝甘草汤、桂枝加龙骨牡蛎汤、桂枝加附子汤、桂枝加大黄汤、小建中汤、五苓散等。

### 1. 桂枝人的娇嫩

桂枝人与麻黄人大不相同，桂枝人多是白面书生、"小鲜肉"，麻黄人多是粗壮的大汉。桂枝人易受风寒易出汗，形体瘦弱，是弱不禁风之体。

文学作品中曾这样描述："这个年轻女孩身材颀长，体态优美之极。她头上乌黑的浓发光彩夺目，在阳光下熠熠生辉。她的面部皮肤滋润、五官端正、容貌秀丽，而且还有一对鲜明的眉毛和一双漆黑的深目，十分楚楚动人。在细腻的皮肤下透着一丝丝虚弱。"这个描述应该就是指桂枝人。

### 2. 桂枝人皮肤的娇嫩

桂枝人皮肤的突出特点是纤细娇嫩。粉嫩的脸蛋，白皙的皮肤，似乎能掐出水来；那比象牙还要洁白光鲜的皮肤，透着蔷薇色的粉嫩；洁白的皮肤犹如刚剥壳的鸡蛋。这些描述主要还是表达了桂枝人皮肤之细腻。其实这个细腻还是因于汗腺的活跃，因为桂枝体质容易出汗。

### 3. 桂枝人舌的娇嫩

根据黄煌教授的经验，桂枝证多见舌质淡红或暗淡，舌体较柔软，舌面湿润，舌苔薄白，此类舌又称为"桂枝舌"。如舌红而坚老者，或舌苔厚腻焦黄者，或舌质红绛无苔者，则一般不宜使用桂枝。这也反映了桂枝人舌的娇嫩。

### 4. 桂枝人脉的娇嫩

张仲景没有明确提出桂枝人脉的特点，但是在桂枝类方中因配伍不同脉亦有差异，或浮，或沉迟，或浮虚，或结代，或芤动，但不见滑、数、促、疾等脉。所以，推断桂枝证的脉象以虚缓为多见。所谓虚，指脉无力；所谓缓，指脉不数，有时相反较慢。这也表达了脉象的娇弱。中医讲心主血脉，桂枝人脉的不足也体现了其心主血脉的功能较弱。

5. 桂枝人腹的娇嫩

桂枝人的腹壁薄而无力，但按之表皮较硬，如鼓皮样，所谓"腹中急痛"正如此，仲景常用桂枝加桂汤或桂枝加芍药汤、小建中汤等治疗。这样的人的腹部易受凉、疼痛，其腹部及腹部内脏都娇嫩。

小建中汤

伤寒，阳脉涩，阴脉弦，法当腹中急痛者，先与小建中汤；不差者，小柴胡汤主之。(《伤寒论》第 100 条 )

伤寒二三日，心中悸而烦者，小建中汤主之。(《伤寒论》第 102 条 )

虚劳里急，悸，衄，腹中痛，梦失精，四肢酸疼，手足烦热，咽干口燥，小建中汤主之。(《金匮要略》)

男子黄，小便自利，当与虚劳小建中汤。(《金匮要略》)

妇人腹中痛，小建中汤主之。(《金匮要略》)

黄煌教授认为，小建中汤是经典的理虚方，具有解痉止痛功效，适用于以消瘦、慢性腹痛、大便干结为特征的虚弱性疾病。

小建中汤体质特点：形体消瘦，年轻时皮肤白皙而细腻，中年以后皮肤干枯发黄，头发黄而细软、稀少；脉缓无力，心率不快；舌质柔嫩，舌苔薄白；容易饥饿，食量小，好甜食；性格比较开朗，但容易烦躁，易激惹，特别是饥饿时；易疲劳，肢体易酸痛，易心悸、出汗；易腹痛、大便干结，甚至如栗状。

# 狭隘的柴胡人

首先我们看看《神农本草经》怎样描述柴胡的作用："主心腹，去肠胃中结气，饮食积聚，寒热邪气，推陈致新。久服，轻身明目益精。"黄煌教授总结柴胡证的特点是"寒热往来、胸胁苦满"。

黄煌教授这样描述柴胡体质：体形中等或偏瘦，面色微暗黄，或为青黄色，或为青白色，缺乏光泽，肌肉比较坚紧，舌苔正常或偏干；主

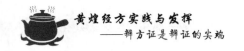

诉以自觉症状为多，对气温变化反应敏感，情绪波动较大，食欲易受情绪的影响，四肢冷；女性月经周期不准，经前多见胸闷，乳房胀痛、结块等。

我根据黄煌教授提出的柴胡体质特点，结合自己临床的一些体会，也参考了一些文献，认为柴胡人最典型的特点就是"狭隘"，柴胡人的形体、脉象、病位、思想、疾病等都能体现"狭隘"两个字。这里的"狭隘"并不是贬义词，仅仅是一种描述。

1. 柴胡人脸的狭隘（严肃、抑郁的长脸）

柴胡人的脸：长脸，顾名思义就是脸型比较瘦长，额头、颧骨、下颌的宽度基本相同，但脸宽小于脸长的三分之二；双颊细窄，脸部的宽度明显小于纵向长度，脸颊下陷。"昨日一滴相思泪，今日方流到腮边"可以看成是夸张地描述了这个特点。

柴胡人的眉：眉头紧凑，久而久之形成了"川"字眉，或者眉间距离极小，或者两眉连接。

柴胡人的眼：眼裂小，俗话就是小眼睛，一般不敢直视别人。

柴胡人的表情：面部表情相对僵硬甚至如雕像，表情淡漠，默默不欲饮食、言语；面具脸，没有笑容，皮笑肉不笑，严肃、谨慎。

2. 柴胡人脉的狭隘（弦脉）

正常人的脉象为有胃气、有神、有根，一般脉象和缓。柴胡人的脉多弦细或弦长，脉体紧而充实有力，宽度不大。《素问·玉机真脏论》中"端直以长，故曰弦"就是说弦脉端直而长、指下挺然、如按琴弦。明显可以看出，柴胡人的脉是如琴弦般"狭"而不宽。其主病多见于肝胆病、疼痛、痰饮或胃气衰败等。

3. 柴胡带的狭隘（局限性和敏感性）

黄煌教授提出了"柴胡带"的概念，柴胡带包括头部、颈肩部、胸胁部、身体的侧面、腹股沟等。胸胁苦满是使用柴胡剂的一个指征，与寒热往来共同构成柴胡证的重要组成部分。胸胁苦满的体征表现：医生用指尖沿肋弓的下端向胸腔内按压，医生指端有抵抗感、不舒服感，病人也有种胀痛不适感；或用手把肋部的皮肤捏起来，捏起来后发现皮肤比较紧，或者皮下有摩擦感或有条索样的感觉。一般正常人腹部触诊不会有很强的抵抗。这个提示了柴胡带的"狭隘"，对外来刺激非常敏感。

柴胡带上的疾病包括偏头痛、耳病、颈肩痛、胸锁乳突肌痛、甲状腺疾病、咽喉部疾病、胃病、腰胯疼痛、腹股沟有肿块或疼痛、盆腔疾患等。

柴胡体质的女性容易出现月经病，周期易紊乱，而经前常胸闷，乳房胀痛、结块，烦躁，腹痛，腰酸，经血色暗有血块。这也是柴胡带的病变。

4. 柴胡人思想的狭隘（执着，容易走入死胡同）

柴胡人一般执着、坚韧、认真、一丝不苟，不善于搞人际关系，语言表达能力稍差，但是逻辑思维非常好，非常适合做科学研究。临床中碰到的柴胡人，言语较少，问诊时多是一问一答、不问不答。

也有一部分柴胡人的特点是追求逻辑性，生活中非常果断，雷厉风行，或肝气有余，容易冲动，忍耐力不足，易走入死胡同。

此类人如果一直沉默，往往会出现抑郁状态；如果情绪失控，常常会出现暴力倾向。

5. 柴胡人病的狭隘（反复发作性）

寒热往来是柴胡证之一，提示疾病时好时坏，也提示疾病容易复发。柴胡人的疾病谱以精神疾病、神经系统疾病、免疫系统疾病、呼吸系统疾病、胆道疾病多见。此类病人在病理上多表现为气机的郁滞或逆乱，或外邪郁于半表半里不易透发，或肝胆胃的气机易于逆乱。这种疾病常常呈现反复性，往往有一定规律。

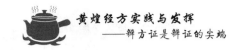

柴胡人容易抑郁、焦虑、发怒，平素容易紧张，这是柴胡人的不足。柴胡人性格具有两面性，存在着矛盾的因素，一方面他们为人爽直、好相处，但是另一方面较为敏感多疑，对气温变化反应敏感，情绪波动较大，食欲易受情绪的影响，四肢冷。

但是同样，柴胡人的性格也有极大的优势，就是逻辑推理能力极强，对问题认识有深度，在学术上容易钻进去而发现新的技术或者理论。

# 完美的半夏人

半夏是一种化痰和胃的中药，具有化痰燥湿、和胃除痞、消肿散结的功效。半夏是一种常用药物，半夏人也比较常见。半夏人到底是什么样子的呢？为什么说半夏人是完美主义的代名词？半夏人的眼睛、脸、舌、咽喉、感情以及智力等都是如何体现完美的？

### 1. 半夏人的眼

眼睛是心灵的窗户。半夏人的眼多炯炯有神，可传情，女性的眼神多是"回眸一笑百媚生"，男性的眼神则是深情、忧郁、有震慑力的。

### 2. 半夏人的脸

半夏是圆圆的，半夏人的脸也多是圆脸，就以上推测，杨贵妃多半也是圆脸。唐明皇喜欢杨贵妃的肥美，可能主要原因是他喜欢半夏体质的美女。

### 3. 半夏人的脑

半夏人非常聪慧，记忆力好，智商高，头脑灵活，生活中"拎得清"。半夏人临床常常会出现眩晕、晕车、怪病等，此多与痰有关。半夏人聪明，有"运筹于帷幄之中，决胜于千里之外"之才，张良、诸葛亮都是半夏人。

中国历史上著名的越王勾践也是半夏人的代表，"苦心人，天不负，卧薪尝胆，三千越甲可吞吴"。相反，很多武将就不是半夏人了。

**4.半夏人的舌**

半夏人的舌象多数正常，或舌苔偏厚，或干腻，或滑苔黏腻，或舌边有两条由细小唾液泡沫堆积而成的白线，或有齿痕舌。半夏人口才好，多伶牙俐齿、巧舌如簧，常常理由充足。我们在看辩论赛时，常常会见到辩手们唾花四溅，他们的舌头可能就是"半夏舌"。

**5.半夏人的咽**

半夏人常常咽中有痰，或者有异物感，这是使用半夏厚朴汤的指征。"妇人咽中如有炙脔，半夏厚朴汤主之"。

**6.半夏人的胃**

半夏人胃口好，多是吃货，但是容易出现胃病，如反酸、嗳气、胃胀、恶心、呕吐等。这时候半夏泻心汤是好的选择。

**7.半夏人的情感**

半夏人多情感丰富而情绪变化起伏大，易伤感，也易满足，情商一般也很高，在观看电影的过程中会随故事情节或落泪哭泣或欣喜欢笑。黄煌教授曾经讲过，半夏人的症状很多与感情过于细腻相关，比如平静的池塘在外力下产生了涟漪，一般人不去理睬，涟漪也很快散去，而半夏人可能会不断地通过自己的努力来平息涟漪，然而结果往往是相反的，会一波未平一波又起。

**8.半夏人的胆**

半夏人非常谨慎，多胆小，容易焦虑，常常噩梦连连。这时可以考虑用温胆汤。

**9.其他**

半夏人多有洁癖，善于打理，往往着装整洁。

总之，半夏人多长相洁美、善于辩论、注重细节、很有才艺、聪明伶俐、情感细腻、理想远大等，是完美主义者。然而理想和梦想总是丰满的，现实常常是骨感的，这样的差距又会使半夏人异常烦恼。

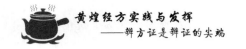
半夏人的症状、体征、疾病多来源于其完美主义、理想主义，追求完美并没有什么错，但是过于追求则易生祸患，在追求完美的过程中，可能会发展成强迫症，而会自生烦恼，出现病理状态。半夏体质是适合于较长时间或大量服用半夏及半夏类方的体质类型。代表方有二陈汤、小半夏汤、温胆汤、导痰汤、涤痰汤、半夏厚朴汤、半夏泻心汤、半夏白术天麻汤、藿香正气散等。此类病人在疾病状态中多表现为痰热内壅、痰气交阻、风痰上扰、痰湿内阻等。

## 绵柔的黄芪人

黄芪，又名绵黄芪、王孙、百药棉、箭芪，也叫戴糁，为豆科植物蒙古黄芪或膜荚黄芪的干燥根，主产于山西、甘肃、黑龙江、内蒙古等地，以粗长、表皮皱纹稀少、质坚而绵、粉性足、味甜者为优。中医学认为，黄芪味甘、性微温，有补中益气、止汗、利水消肿、除毒生肌的作用。黄芪有很多荣誉，如"补气之圣药""补气诸药之最"等。

绵柔一般形容的是白酒的口感，即入口酒香不辣，经咽入胃，不刺激喉咙，食管和胃也不会有烧灼感，用专家的评语就是：高而不烈，低而不寡，绵长尾净，丰满协调。中医中有一种体质也可以用绵柔来描述，就是黄芪体质。黄芪人如果进行体质调理的话常常会选择黄芪类方，如黄芪桂枝五物汤、防己黄芪汤、黄芪建中汤、补阳还五汤、当归补血汤、玉屏风散、黄芪芍药桂枝苦酒汤、桂枝加黄芪汤、防己茯苓汤等。

### 1. 黄芪人整体的绵柔

张仲景所谓的"尊荣人"，其体质的形成，除与遗传有关外，尚与缺乏运动、营养不良、疾病、年老等有关，中老年中这种体质尤为多见。黄煌教授将其称之为黄芪体质。整体特征如下。

体形：体形虚胖或中等，肌肉松软不坚紧，基本上不会是壮实或形体消瘦者。

面部：头大脸阔，脸色或白或黄或黑不定，但必是缺乏光泽，少有红光和肤色润泽者，唇色暗淡，脸部肌肉较松弛，尤以上眼睑肌松弛下垂最为多见和最先出现。头汗、易汗、多汗必见，两目乏神多见。

腹部：腹围大于或等于胸围，身材呈梨形或呈向心性肥胖，肋膈角较宽者多见，多是皮下脂肪丰厚、腹软而按之抵抗力弱者。这里具有典型特点的就是黄芪人的肚子，腹部膨隆但是松软，腹部触诊时就像按棉花。

四肢：小腿肌肉松软但皮下脂肪丰厚，踝关节处的水肿多见，如是冬天穿有袜子，可见有明显的勒痕。

舌：舌质以胖、大、软、淡、嫩、湿润、边有齿印、津液饱满为特征；舌苔的有无、厚薄、色泽不定。

### 2. 黄芪人脏器的绵柔

中医里每个脏器都有它发挥功能的场所，但是如果出现严重气虚时，这些脏器就会表现出虚弱绵柔的样子，甚至可能会出现下垂，这个属于中医的气陷病。大剂量黄芪就可以治疗气陷病。因此，黄芪人也可表现出脏器的绵柔。

气陷的特点之一就是脏器下垂。气陷证是指气虚无力升举而反致下陷的证候，常由气虚证进一步发展而来，或者因劳动用力过猛、过久损伤某一脏器所致。

主要临床表现：气虚证加下陷证。即头晕眼花，少气倦怠，久泻久痢，腹部有坠胀感，或便意频频，或脱肛，子宫脱垂，肾、胃下垂，伴见头晕目眩，少气懒言，倦怠乏力，舌淡苔白，脉弱。气陷一般是指中焦脾虚气陷，故气陷证在临床往往称中气下陷证或脾虚气陷证。

针对以上表现，我们临床可选择补中益气汤治疗或调理。邓铁涛邓老认为，治疗胃下垂者可用四君子汤加黄芪30g，再配枳壳3g以反佐；治脱肛选用内蒙古《中草药新医疗法资料选编》载方，用黄芪120g、防

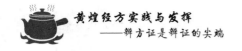
风9g；治子宫脱垂，用补中益气汤加首乌。

还有一种气陷，就是胸中大气下陷，可以选择张锡纯的升陷汤。原文言："治胸中大气下陷，气短不足以息，或努力呼吸，有似乎喘；或气息将停，危在顷刻。其兼证，或寒热往来，或咽干作渴，或满闷怔忡，或神昏健忘，种种症状，诚难悉数。其脉象沉迟微弱，关前尤甚。其剧者，或六脉不全，或参伍不调。生箭芪六钱，知母三钱，柴胡一钱五分，桔梗一钱五分，升麻一钱。"

另外一种情况就是脏器绵柔兼有寒象，出现气虚里寒，症见腹中拘急疼痛、喜温熨、自汗、脉虚，临床可选用黄芪建中汤。原文为："虚劳里急，诸不足者，黄芪建中汤主之。即前方小建中加黄芪一两半。气短，胸满者，加生姜一两；腹满者，去大枣，加茯苓一两半；大便秘结者，去大枣，加枳实一两半；肺气虚损者，加半夏三两。"

### 3. 黄芪人肌肉的绵柔

目前中风病人数量猛增，这些病人常常留有后遗症，比如言语謇涩、一侧肢体乏力、口角㖞斜。这些病人一侧的肢体乏力，常常表现为这侧肢体肌力下降、肌肉松软，但是也有一些病人表现出肌紧张。对于那些一侧肌力下降和肌肉松软的病人来说，其多属于中医的气虚血瘀，其实这就是黄芪人肌肉的绵柔，临床治疗时可选用王清任的补阳还五汤。当然也有报道使用黄芪桂枝五物汤加减治疗者。

《医林改错》卷下载补阳还五汤主治："半身不遂，口眼㖞斜，语言謇涩，口角流涎，下肢痿废，小便频数，遗尿不禁。"药物组成："黄芪（生）四两，当归尾二钱，赤芍一钱半，地龙一钱，川芎一钱，红花一钱，桃仁一钱。"

张锡纯《医学衷中参西录》对此方进行评论，指出该方用于脉象空虚无力的病人。书中言："至清中叶王勋臣出，对于此证，专以气虚立论，谓人之元气，全体原十分，有时损去五分，所余五分，虽不能充体，犹可支持全身。而气虚者，经络必虚，有时气从经络处透过，并于一边，彼无气之边，即成偏枯。爰立补阳还五汤，方中重用黄芪四两，以峻补气分，此即东垣主气之说也。然王氏书中全未言脉象何如，若遇脉之虚而无力者，用其方原可见效；若其脉象实而有力，其人脑中多患充血，而复用黄芪之温而升补者，以助其血愈上行，必至凶危立见，此固不可不慎也。"

叶天士认为中风者，"肝为起病之源，胃为传病之所"，"凡中风症，有肢体缓纵不收者，皆属阳明气虚，若知缩拘挛则以逐邪为急"，"肝风鸱张，胃气必虚"，"阳明虚，内风动"，在临床治疗中，对于肢体缓纵不收者应该重视培补中宫，常用黄芪、人参、白术、茯苓等药培补中气，以制阳亢。

当然黄芪还可以治疗重症肌无力。重症肌无力多表现为骨骼肌无力和易疲劳，活动后症状加重，经休息后症状减轻，这也是黄芪人肌肉绵柔的表现。可选用邓老的经验方：强肌健力饮。组成：黄芪60g，五爪龙60g，党参30g，白术15g，柴胡10g，升麻10g，当归头10g，陈皮3g，炙甘草5g。

岳美中先生经验，"黄芪之于神经系统疾患之瘫痪、麻木、消削肌肉等确有效，且大症必须从数钱至数两，为一日量，持久服之，其效乃显"。

### 4. 黄芪人营卫的绵柔

《神农本草经》论述黄芪药用特点："味甘，微温，主治痈疽，久败疮，排脓止痛，大风癞疾，五痔，鼠瘘，补虚，小儿百病。"这里面的疾病病机主要还是营卫不足。黄芪还有补气生血的作用。

黄芪人容易反复自汗、感冒，多伴有气短乏力、恶风、头晕等气虚的症状，这是卫表虚弱失固的表现，可使用玉屏风散、补中益气汤。《本草乘雅半偈》："卫气出目行头，自上而下，从外而内，百骸百

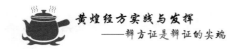
脉，咸卫外而固矣。芪可信可速，能知卫气出入之道路，便能了知黄芪之功用矣。黄芪可久可速，能知卫气出入之道路，便能知黄芪之功用矣。"

黄芪也是一味用于疮疡的重要药物，有生肌的作用，尤其适用于"久败疮"，即溃疡久不愈合的化脓性感染。黄芪人的疮疡常常不容易收口，表现为脓水清稀，创面平塌，全身状况差。疮疡的后期，正气亏虚，使用清热解毒效果不理想，这时候常常是使用黄芪的好时机，有时候也可以联合使用清热解毒的药物。临床上有陈实功《外科正宗》透脓散［组成：黄芪、当归、川芎、穿山甲（现多用代替品）、皂角刺］、《外科全生集》代刀散（组成：皂角刺、黄芪、甘草、乳香），《医学入门》托里散，《治验百病良方》黄芪解毒汤。

5. 黄芪人水肿的绵柔

黄芪人生病时还容易出现水肿。这种水肿一般势缓和，水肿处皮肤白嫩，压之凹陷，水肿如泥之绵柔，有时又是汗出而肿。临证中可选择黄芪桂枝五物汤、防己黄芪汤、黄芪芍药桂枝苦酒汤等。其中黄芪芍药桂枝苦酒汤原方用黄芪"五两"，主治"身体肿，发热汗出而渴，状如风水，汗沾衣，色正黄如柏汁"。

近代最擅用黄芪者要数民国时期的陆仲安，人称"陆黄芪"。他曾为胡适先生治病，也因此改变了胡适对中医的偏见。胡适在《题陆仲安秋室研经图》中说："我自去年秋间得病，我的朋友学西医的，或说是心脏病，或说是肾脏炎，他们用药，虽也有点功效，总不能完全治好。后来幸得马幼渔先生介绍我给陆仲安先生诊看。陆先生有时也曾用过黄芪十两，党参六两，许多人看了，摇头吐舌，但我的病现在竟好了。去年幼渔的令弟隅卿患水臌，肿至肚腹以上，西医已束手无法，后来头面都肿，两眼几不能睁开，他家里才去请陆先生去看。陆先生用参芪为主，逐渐增到参芪各十两，别的各味分量也不轻，不多日肿即消灭，便溺里的蛋白质也没有了。不上百日，隅卿的病也好了，人也胖了。"

当代也有很多肾病专家使用大剂量黄芪来治疗肾脏疾病。

6. 黄芪人调理的注意事项

疗程的绵柔：黄芪治疗慢性肾病、免疫功能低下，多需要长期服用。黄芪的补益不是峻补，《黄帝内经》有载，"壮火食气，少火生气"，而黄芪恰恰就是能生少火之气。有人曾这样比喻，一个火炉里的火很微弱了，我们要把它烧旺，有两种方式，一种是直接把一盆汽油倒进去，另一种是一点一点地慢慢加。用黄芪即属于后者。因此，黄芪须久服方能起到补益的效果。

黄芪治疗危急重症较少，《伤寒论》几不用黄芪，《金匮要略》罕见四逆（汤），可见黄芪是内伤杂病的用药。黄芪对于急性衰弱性疾病并不能立刻起效，而对慢性衰弱性疾病则有一定的疗效，但用量过大可以导致胸闷腹胀、食欲减退，并可出现头昏潮热等。故肌肉坚紧、大便秘结者应少用或慎用黄芪；多汗而发热、咽喉红痛者，亦不宜使用黄芪。因此也可以称黄芪是"治世之能臣"，而非"乱世之奸雄"。

黄芪剂量选择：黄芪大量（60g 以上）可治疗水气、黄汗、浮肿，中量（45g 左右）可治疗风痹、身体不仁，小量（20g 左右）则治疗虚劳不足。现代应用黄芪时可以根据张仲景的用药经验适当变化。如用于治疗浮肿，量可达 60~100g；治疗半身不遂、骨质增生疼痛等，可用 30~60g；治疗上消化道溃疡，可用 15~30g。

其他注意事项：表实邪盛、湿阻气滞、肠胃积滞、阴虚阳亢、痈疽初起或溃后热毒尚盛者，均禁服。如《医学入门·本草》："苍黑气盛者禁用，表实邪旺者亦不可用，阴虚者亦宜少用。"《神农本草经疏》："功能实表，有表邪者勿用；能助气，气实者勿用；能内塞，补不足，胸膈气闭闷，肠胃有积滞者勿用；能补阳，阳盛阴虚者忌之；上焦热甚，下焦虚寒者忌之；病人多怒，肝气不和者勿服；痘疮血分热甚者禁用。"

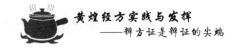
《本草新编》:"骨蒸、痨热与中满之人忌用。"

## 积滞的大黄人

就如国有四维礼义廉耻,中医中药亦有四维,即附子、大黄、人参、熟地黄。附子乃百药之长、回阳药之首,大黄如将军可急下荡涤一切积滞,人参被民间用为"吊气"要药,熟地黄乃温补精血之魁首,此四药或大补,或大泻,或大热,或大寒,用之得当确可效如桴鼓。

我们又说,用药如用兵。如果将医生比作战场上的将军,那么大黄就是一个好兵,它勇敢、不会退缩。在药物中,大黄又是一个好将军,它善于攻城略地,作用快,同样它也可以守,守住人体正气。

在古代最擅长使用大黄的医家还是张仲景,《伤寒论》《金匮要略》中有 32 方使用了大黄,而且多用大黄治疗当时的急危重症。黄煌教授 1995 年对 90 位江苏省名中医所做的问卷调查结果显示,在他们最擅长使用的药物中,大黄名列第一;1999 年对全国 330 位名中医所做的问卷调查显示,在他们最擅长使用的药物中,大黄名列第二。可见名医多善用大黄。

大黄味苦,性寒,无毒;归脾、胃、大肠、肝、心包经;可以泻下攻积,清热泻火,凉血解毒,逐瘀通经,利湿退黄;用于实热积滞便秘,血热吐衄,目赤咽肿,痈肿疔疮,肠痈腹痛,瘀血经闭,产后瘀阻,跌打损伤,湿热痢疾,黄疸尿赤,淋证,水肿,且外治烧烫伤。用不同方法炮制的大黄作用有所区别:酒大黄善清上焦血分热毒,用于目赤咽肿、齿龈肿痛;熟大黄泻下力缓,泻火解毒,用于火毒疮疡;大黄炭凉血化瘀止血,用于血热有瘀之出血证。但是面对这么多的功效特点,临床还是比较难以把握、运用,黄煌教授提出的药人的概念可以将中药功效从平面变为立体。

《中藏经》的一句话总结得很到位:"其本实者,得宣通之性必延其寿；其本虚者，得补益之精必长其年。"对于体质壮实、营养过剩的人来说，大黄这样的泻药就是他们的补药，因为大黄通过其缓泻作用可以使代谢废物排出，废物停留导致的郁滞、痰湿等消除后，身体恢复正常，自然就产生了虚人吃补药的效果，即所谓"不补之中有真补存焉"。这句话出于张子和，其创立了中医的攻下学派，倡导以攻为补。

我们临床上有一首常用的方剂——五积散，可以治疗寒、食、气、血、痰五种积滞并存，这里有一味非常重要的药物，就是大黄，缺少了它则其他药物难以将积滞祛除。当然经过配伍，各种积滞都有机会使用大黄，包括气、血、痰、食、湿、毒、热、寒积。《神农本草经》里提到大黄可以推陈致新，就是提示大黄可以清除体内积滞。大黄人的特点就是积滞。

### 1. 大黄人的积热

大黄是一味最常用的清热攻下的药物，适用的病人自然存在积热的表现。大黄人的积热主要表现为整体积热、腹部积热、舌象积热。

《神农本草经》："大黄主下瘀血，血闭，寒热，破癥瘕积聚，留饮，宿食，荡涤肠胃，推陈致新，通利水道，调中化食，安和五脏。"此描述就提示了大黄的作用——祛除积滞。

黄煌教授将大黄的药证归纳为痛而闭、烦而热、滑而实，兼心下痞，吐血衄血，经水不利，黄疸，呕吐，痈疽疔疮。

大黄人好发症状：平素畏热喜凉，食欲旺盛，易发头晕，易便秘，汗少或汗出不畅，胸闷，口干苦，痰液、唾液黏稠，血脂、血压偏高，腹部有压痛感或抵抗感。

大黄人整体积热：体格健壮或胖壮，肌肉丰满，面色红有油光。

大黄人腹部积热：腹部充实饱满，按之硬或胀痛。

大黄人舌象积热：舌质红而坚老，苔焦黄、干燥。

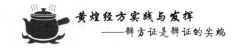
2. 大黄人的食积

传说，民间曾有一走方郎中，以卖大补膏闻名，他的方子一直秘而不宣，不料，他某次酒后失言吐出了实情：这个大补膏中其实只有大黄和焦三仙（焦神曲、焦麦芽和焦山楂）。

小孩子和老年人都容易发生食积，两者在治疗上有一点差别：小孩子的食积以消积健脾为主，多用保和丸；而老年人以导滞通下为多，这时候大黄必不可少了，可选用枳实导滞丸、大柴胡汤，有时候承气汤也可以选择。枳实导滞丸具有消积导滞、清利湿热之功效，主治饮食积滞及湿热内阻所致的脘腹胀痛、不思饮食、大便秘结、痢疾里急后重。

3. 大黄人的热结

积热与热结还是有很大差异的。热结的治疗就不仅仅是攻下了，需要结合宣散、清热、软坚等方法。使用大黄治疗热结，就是应用了釜底抽薪的方法，也是让邪有出路。

瘀热结于下焦成蓄血或者热结于膀胱，需要使用桃核承气汤；瘀热结于肠腑出现肠痈，可选择大黄牡丹皮汤；热结在里，按之心下满痛，呕不止，使用大柴胡汤；水热互结之结胸，用大陷胸汤；气郁化热，可用柴胡加龙骨牡蛎汤；热结旁流，必选大承气汤；热结在心下成痞或热伤血络致吐血衄血，用三黄泻心汤；三焦火毒炽盛，用黄连解毒汤。

治疗热结肠腑，最著名的方子就是张仲景的大黄牡丹皮汤。我国古代没有进行阑尾切除手术的能力，也没有抗生素可用，所以在过去大黄牡丹皮汤就是阑尾炎、胃肠穿孔、胆囊炎等各类急腹症的救命药，就是手术刀，就是抗生素。

治疗热结于内，可以选择很多方剂，防风通圣散就是其中一个。民间有"有病无病，防风通圣"的说法，清代名医王旭高评价此方："此为表里、气血、三焦通治之剂，汗不伤表，下不伤里，名曰通圣，极言其用之效耳。"另外一首方剂就是凉膈散。《成方便读》："以大黄、芒硝之荡涤下行者，去其结而逐其热，然恐结邪虽去，尚有浮游之火，散漫上中，故以黄芩、薄荷、竹叶清彻上中之火，连翘解散经络中之余火，栀子自上而下，引火邪屈曲下行，如是则有形无形、上下表里诸邪，悉从解散。"

#### 4. 大黄人的湿积

这个湿邪会和热一起，也可以与寒一起。针对这里的湿，除了要利小便、健脾胃之外，有一部分还需要下。这个下就是要使用大黄。茵陈蒿汤、大黄硝石汤等都是治疗湿热型黄疸的重要方剂，都用了大黄。

湿热内蕴导致的痢疾同样有机会使用大黄。芍药汤体现了治疗痢疾的处方原则，即"行血则便脓自愈，调气则后重自除"。此方用大黄以荡涤邪滞；木香、槟榔以理气；当归、肉桂以行血；病多因湿热而起，故用黄芩、黄连之苦寒以燥湿清热；用芍药、甘草者，缓其急而和其脾。

#### 5. 大黄人的饮积

湿邪进一步积聚则成水饮，甚至痰浊。厚朴大黄汤可用于治疗"支饮胸满者"（可能相当于渗出性心包炎）。支饮之病名出自《金匮要略·痰饮咳嗽病脉证并治》，书中曰："咳逆倚息，短气不得卧，其形如肿，谓之支饮。"《千金方衍义》："此即小承气汤，以大黄多，遂名厚朴大黄汤；若厚朴多，即名厚朴三物汤。此支饮胸满，必缘其人素多湿热，浊饮上逆所致，故用荡涤中焦药治之。"

#### 6. 大黄人的痰积

实热老痰：礞石滚痰丸［金礞石（煅），沉香，黄芩，熟大黄］通治实热老痰，怪证百病。方中大黄苦寒直降，荡涤积滞，驱热下行为君药；黄芩苦寒清肺为臣；礞石攻逐顽痰为佐；沉香疏畅气机，为诸药开导，引痰火易于下行，故为使药。诸药合用，共奏降火逐痰之效。

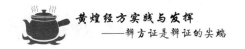

痰热腑实：星蒌承气汤是中国工程院院士王永炎教授创制的治疗中风病的方剂，由全瓜蒌、胆南星、生大黄、芒硝组成，功能化痰通腑，适用于中风病痰热腑实证。临床证实其对于改善病人意识状态、抑制病情加重的趋势和减轻偏瘫的病损程度具有显著效果。

### 7. 大黄人的血积

人体内的血运行不畅，积滞脉内或局部，则出现多种异常症状，可以是久病入络，可以是不通则痛，可以是血不利则为水，可以是出血。桃核承气汤、抵当丸（汤）、代抵当丸、下瘀血汤、大黄䗪虫丸都是活血祛瘀的代表，都用到了大黄。

这里介绍一个治疗干血痨的方剂。《金匮要略》："五劳虚极羸瘦，腹满不能饮食，食伤、忧伤、饮食伤、房室伤、饥伤、劳伤、经络荣卫气伤，内有干血，肌肤甲错，两目暗黑。缓中补虚，大黄䗪虫丸主之。"

### 8. 大黄人的其他

大黄的作用是让邪有出路，其通过不同的配伍，治疗也有很大的变化，但是不离祛除积滞。

（1）寒积。如温脾汤和大黄附子汤。

温脾汤。原方组成：大黄五两，当归、干姜各三两，附子、人参、芒硝、甘草各二两。《成方便读》："此方治寒积之一法也。凡积之所成，无不由于正气之虚，故以参、甘以培其气，当归以养其血，使气血复其常度，则邪去而正乃不伤。病因寒起，故以姜、附之辛热，使其走者走，守者守，祛寒散结，纤悉无遗，而后硝、黄导之，由胃入肠，何患乎病不去哉？"

大黄附子汤。原方组成：大黄三两，附子三枚，细辛二两。《金匮要略》："胁下偏痛，发热，其脉紧弦，此寒也。以温药下之，宜大黄附子汤。"

（2）气积。如小承气汤和大柴胡汤。

（3）毒积。毒积指食物、药物之毒及内生之毒等。在我国，使用大黄治疗慢性肾衰已经积累了极为丰富的经验。

### 9.大黄应用的注意点

大黄所治积滞以实证、阳证、热证为主，凡表证未罢，血虚气弱，脾胃虚寒，无实热、积滞、瘀结，以及胎前、产后，均应慎服。

临床单纯虚损的病人不宜单独使用，积滞祛除后需要停用或者减量用。大黄在这里起到的一个最重要的作用就是给邪气以出路。

《本草经疏》精彩地指出了大黄的临床禁忌证："凡血闭由于血枯，而不由于热积；寒热由于阴虚，而不由于瘀血；癥瘕由于脾胃虚弱，而不由于积滞停留；便秘由于血少肠燥，而不由于热结不通；心腹胀满由于脾虚中气不运，而不由于饮食停滞；女子少腹痛由于厥阴血虚，而不由于经阻老血瘀结；吐、衄血由于阴虚火起于下，炎烁乎上，血热妄行，溢出上窍，而不由于血分实热；偏坠由于肾虚，湿邪乘虚客之而成，而不由于湿热实邪所犯；乳痈肿毒由于肝家气逆，郁郁不舒，以致营气不从，逆于肉里，乃生痈肿，而不由于膏粱之变，足生大疔，血分积热所发，法咸忌之，以其损伤胃气故耳。"

## 油腻的黄连人

想必大家都听说过"油腻中年男"这一称呼，所谓的"油腻中年男"指的是一些不修边幅、大腹便便的中年男性，这些人给人的感觉就是不注重外在形象，太油腻，胡子拉碴，蓬头垢面，邋里邋遢，老气横秋，不注重打扮和保养，甚至不注重个人卫生等。

其实细想一下，油腻也属于一种体质，湿热型的体质多油腻。湿热型的体质对应用药，黄连是首选。下面我们就聊一聊油腻体质如何用黄连来调理。

黄连还是有很多荣誉称号的，陶弘景称其"久服长生"；明代缪希雍

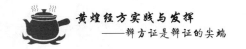
说它是"病酒之仙药，滞下之神草"；著名医药学家李时珍总结前人用药的经验，赞"黄连治目及痢为要药"。黄连还被称为"天下第一苦药"。老百姓也知道黄连的苦，"哑巴吃黄连，有苦说不出"就是说的这个理。黄连其名源于"根连株而色黄"的特点。

黄连具有清热燥湿、泻火解毒的作用。《神农本草经》列黄连为上品药，言其"味苦，寒，主治热气，目痛，眦伤，泣出，明目，肠澼，腹痛，下痢，妇人阴中肿痛，久服令人不忘"。

黄煌教授这样描述黄连证（这也就是黄连体质的特点）：烦躁不安，或心悸，或失眠，或神志不清；心下痞，腹痛，腹泻，恶心呕吐等；舌质红或暗红，质坚老，舌苔黄腻，舌面较干（黄连舌）。

黄连人的特点表现在多个方面，如下。

1. 黄连人体质的油腻

黄连人的体质多是油腻的，体形偏于肥胖，这个肥胖不是五苓散注水的那种，不是大黄人有积滞的那种，不像麻黄人闭塞的那种，与绵柔的黄芪人也有一定差别。黄连可以减肥，一者因黄连味苦，苦寒败胃，大剂量服后可使胃纳下降，进食减少；二者因黄连还可以调节肠道菌群，改善肠道菌群结构。这些都可以促使体重下降。

2. 黄连人头发与肤垢的油腻

头发油腻、面垢发亮其实都是湿热证的表现。头发过于油腻容易出现脱发，而黄连治疗油腻脱发有优势。

刘渡舟就曾使用三黄泻心汤（黄芩、黄连、大黄）治脱发。病人男性，42岁，患脂溢性脱发，每晨起则枕巾落发成片，头顶片片成秃，经人介绍，前来诊治。刘老问曰："头皮痒否？"曰："甚痒。"问："头皮溢出脂液为何味？"曰："以指甲揩而嗅之，有臭味。"刘老切其脉数，视其舌红绛，乃命侍诊学生书三黄泻心汤予服。学生不解其意，问："三黄泻心汤如何能治脱发？"刘老曰："发为血余，而主于心，其人头皮甚痒，为心有火之象；皮脂有臭味，亦为火臭寒腥之义；且脉数舌绛，非心火旺而何？"心主血脉，今心火及血，则血热而不荣于毛发；发脆则脱，液多则痒，此乃头痒发脱之所因。刘老用三黄泻心汤泻其心火，凉其血液，坚其毛发，肃其脂液，服药后其发必不脱矣。病人服药三剂，果大便作泻，小便黄如柏汁，从此头痒止、发不落而病愈。

皮肤的油腻除了体现为冒油之外，还表现为痤疮，就是我们俗话说的粉刺或者酒刺。粉刺一般认为是因外感风热郁肺，致风热郁滞肌表，或饮食不节，过食肥甘厚味，脾、胃湿热内生，外蒸肌肤而成。肺、胃积热日久不解，化湿生痰，痰湿互结，致痤疮扩大，局部出现结节，累累相连。从表现和病因病机来看是油腻无疑。临床上可以使用黄连解毒汤加减清热除湿、泻火解毒。黄连的药理作用为：抗病原微生物，抗炎，抗病毒及对心血管系统的作用，抑制毛囊扩张、毛囊内角化物增生。此外，黄连对皮脂分泌过多及结节性皮肤病亦具有治疗作用。故痤疮也可以考虑用三黄泻心汤、荆芥连翘汤治疗。

3.黄连人心脑的油腻

传统中医将脑的主要功能归于心，如心主神明、心藏神等，我们在这里将之一起归于心脑。心脑油腻容易出现头昏、心烦、失眠、健忘、痴呆，甚至脑梗死或出血。

《药征》中这样描述黄连的特点："黄连主治心中烦悸也。旁治心下痞、吐下、腹中痛……张仲景用焉，而治心下痞。呕吐下利之证也，是性之所枝而歧也。故无心烦之状者，试之无效。加心烦者，其应如响。"

黄连解毒汤由黄连、黄芩、黄柏和栀子组成，是清热解毒的代表方。黄连解毒汤出自《外台秘要》（引崔氏方"军督护刘车者，得时疾三日已汗解，因饮酒复剧，苦烦闷干呕，口燥呻吟，错语不得卧，余思作此黄连解毒汤方"）。黄煌教授总结黄连解毒汤证的四个特点：烦躁，不安感，

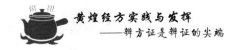

焦虑或者抑郁；面红赤，唇暗红，有出血倾向；黄连舌；心下痞，不适感，按之隐痛。形象地说黄连人就如《三国演义》中的关羽，红脸且双目有神。

黄连解毒汤能改善脑血管功能、脑部血液循环与供应，具有益智醒脑作用。目前黄连解毒汤已被广泛用于急性脑卒中及脑血管障碍后遗症、痴呆的临床治疗。《神农本草经》也早已讲过黄连有"久服令人不忘"的作用。

有报道，每日用黄连解毒汤 7g 治疗血管性痴呆，经 12 周，病人智力明显改善者占 21.4%，轻度改善者占 39.2%。另有将黄连解毒汤给 102 例脑血管障碍病人应用的研究发现，病人各种症状的改善率达 60%~70%，足见黄连解毒汤对中老年脑部血液循环的良好效用。

还有一首方剂是黄连阿胶汤，来源于《伤寒论》（第 303 条），主治"少阴病，得之二三日，心中烦，不得卧"。此方组成及用法用量为"黄连四两，黄芩二两，芍药二两，阿胶三两，鸡子黄二枚。上五味，以水六升，先煮三物，取二升，去滓，纳胶烊尽，小冷，纳鸡子黄，搅令相得"。黄煌教授归纳黄连阿胶汤证特点如下：心中烦，不得眠；有出血倾向或诸血证；精神萎靡，口燥咽干，手足心热，耳鸣头昏，小便短黄，口舌糜烂；心下痞，腹痛；舌质红或深红，苔薄黄或花剥、起裂，脉细数。这里心中烦、不得卧，其实也是精神或神经系统的表现，是一种焦虑、失眠的状态。

另外，黄连温胆汤在治疗油腻性体质方面有极大优势，有很多研究表明，其可以在脑卒中、失眠、眩晕、认知障碍、抑郁、狂证、嗜睡及脑外伤后综合征、创伤后应激障碍等诸脑病临床中运用，而该方也正切合痰热阻窍之脑病机制。油腻也有黏腻的特点。对于以上病证，治疗时常常需要一定的持续性。

4. 黄连入胃肠的油腻

我们在饮酒并吃过大鱼大肉这些油腻食物后常常出现脘腹胀满、胃中嘈杂，有时候也会有点疼痛，此时可以考虑黄连汤、半夏泻心汤、三黄泻心汤、甘草泻心汤、小陷胸汤等，要根据除上之外的其他表现来选择用方。

比如《伤寒论》第173条载黄连汤："伤寒，胸中有热，胃中有邪气，腹中痛，欲呕吐者，黄连汤主之。黄连三两，半夏半升，炙甘草、干姜、桂枝各三两，人参二两，大枣（擘）十二枚（现多用4枚）。上七味，以水一斗，煮取六升，去滓。温服，昼三夜二。"吴谦《医宗金鉴》言："此热邪在胸，寒邪在胃，阴阳之气不和，失其升降之常，故用黄连汤寒温互用，甘苦并施，以调理阴阳而和解之也。"目前已经有多项研究表明，黄连汤、半夏泻心汤可以治疗慢性胃炎、消化性溃疡、神经性呕吐等。

半夏泻心汤主要治疗心下痞一证，心下痞的基本病机为寒热错杂，邪气结于心下，主要症状为"按之心下满""满而不痛"。有学者认为，半夏泻心汤和黄连汤都可归结为小柴胡汤的加减。当然从《伤寒论》可见，凡心下痞者，多黄连与黄芩同用。

还有一首方剂就是小陷胸汤，可以治疗小结胸病，但是通过配伍对消化道、呼吸道、心血管等疾病同样有很好的治疗作用。患此类病的人还是离不开油腻的特点。小陷胸汤治疗的胃脘部疼痛，多是湿热导致的。《伤寒论·辨太阳病脉证并治》："小结胸病，正在心下，按之则痛，脉浮滑者，小陷胸汤主之。"

黄连除了能解决胃的油腻外，还能治疗肠道的油腻。进食不洁食物后容易产生肠道湿热，出现腹痛腹泻，大便臭秽，有时发生里急后重，便脓血，针对这些，黄连就是一个非常重要的药物了。有时候单独一味黄连或者盐酸小檗碱（黄连素）就能解决。当然根据病情表现，也可以

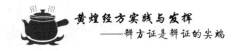

考虑选择葛根芩连汤、黄连汤、半夏泻心汤。黄连、木香组成了治痢的香连丸；同样白头翁、黄芩、黄连、黄柏组成的白头翁汤也是治疗湿热痢的名方。

另外，三黄泻心汤同样可以治疗"油腻"的胃肠道病变，此类病除了油腻特点外，还有火热内结。清代医家张璐亦指出："伊尹三黄汤，仓公名火齐汤，《金匮要略》名为泻心汤。"《伤寒论》第154条使用泻心汤治疗热痞证："心下痞，按之濡，其脉关上浮者，大黄黄连泻心汤主之。"《金匮要略》则用其治疗出血性疾病："心气不足，吐血、衄血，泻心汤主之。"清代名医陈修园说："余治吐血，诸药不止者，用《金匮》泻心汤百试百效。"刘渡舟教授总结泻心汤用法：一治涌疝，涌疝热证也，热结而大小便不通，下无出路而上涌（火热内结，大小便不通）；二治心下热痞；三治心之阴气不足，阳气有余之吐衄；四治三焦积热，按上中下分部所出现的各种火热之证；五治"火中"动风动痰之证。油腻过极、火热内蕴会损伤黏膜，而出现腹胀、吐血、便血、衄血，这时候三黄泻心汤就可以上场了。

当然还有很多人的胃肠疾病是寒湿型或者寒热错杂型，这其实也是一种油腻，此时需要配伍附子、干姜、肉桂、吴茱萸等。黄连、吴茱萸、木香配伍为香连丸；黄连、肉桂组成助眠的交泰丸；吴茱萸、黄连组成抑酸的左金丸。

5. 黄连人血液的油腻

大家也许听说过用荷叶、山楂、决明子、浓茶等来缓解油腻，但是从临床来看，此法对轻症还行，而对高血脂、高血糖的油腻病人来说，就是拿荷叶、山楂当饭吃效果也并不理想。这时候要选用黄连。另外，黄连控制糖代谢的作用明确。

仝小林教授被称为"仝黄连"，因为他擅用黄连来治疗糖尿病。在临床运用黄连时仝教授尊崇《伤寒论》原文剂量，黄连使用剂量一般为

15~60g，最大使用剂量可达 120g，可较好地缓解症状，降低血糖。

治疗血液的油腻，单味黄连就可以。现代研究表明，黄连的主要成分是小檗碱，而小檗碱可以改善代谢综合征的表现，现代药理学研究证实，小檗碱还具有显著的抗心力衰竭、抗心律失常、降低胆固醇、抗制血管平滑肌增殖、改善胰岛素抵抗、抗血小板、抗炎等作用，口服小檗碱（连续服用 3 个月，每日 1g）可以使高血脂病人的胆固醇、低密度脂蛋白和甘油三酯下降 20%~35%，此药由于现在已经可以化学合成，所以非常廉价。

当然在慢性肾衰的病人中，毒素的蓄积也是一种血液中的油腻，可以考虑使用黄连制剂，比如半夏泻心汤、苏叶黄连汤，方中黄连也可以解毒。这些病人到后期常常会出现恶心、呕吐，而黄连类方可以缓解病人的这些症状，并且能起到一定的保护残余肾功能的作用。

有研究表明，苏叶黄连汤治疗慢性肾衰竭有效。苏叶黄连汤，原名薛氏止呕方，《温热经纬》曰："肺胃不和，最易致呕，盖胃热移肺，肺不受邪，还归于胃，必用川连以清湿热，苏叶以通肺胃。投之立愈者，以肺胃之气非苏叶不能通也。分数轻者，以轻剂恰治上焦病耳。"

6. 黄连人其他的油腻

黄连舌表现为舌质红或暗红、质坚老、舌苔黄腻、舌面较干，其实这也是体质的表现。黄连人的油腻还体现在口腔上：口中多异味，易牙痛。清胃散主要组成为生地黄、当归身、牡丹皮、黄连、升麻，它其实是一剂清口方，《脾胃论》记载其"治因服补胃热药而致上下牙痛不可忍，牵引头脑，满热，发大痛，此足阳明别络入脑也，喜寒恶热，此阳明经中热盛而作也"。

油腻体质还是比较难调理的，需要"打持久战"，而且黄连还要和其他药物进行配伍或者间断使用。

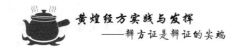

# 大湿的茯苓人

《本草经集注》早就把茯苓提升到"大师级别药",认为它"通神而致灵,和魂而练魄,明窍而益肌,厚肠而开心,调营而理胃,上品仙药也。善能断谷不饥,为药无朽蛀。吾尝掘地得昔人所埋一块,计应三十许年,而色理无异,明其贞全不朽矣"。

茯苓为"四时神药",就是不管是何时节都有使用机会;为"除湿之圣药",也就是有湿的病人使用机会更大;还有一说就是"十方九茯苓",说明茯苓可以与不同药物配伍使用。

张石顽说:"茯苓得松之余气而成,甘淡而平,能守五脏真气。其性先升后降。"

茯苓是甘淡之品,甘淡发散为阳药,是一个利水的动药。湿邪的特点是重浊、趋下、黏腻,容易阻滞气机,湿可以化为水饮,聚而成痰。黄煌教授这样归纳茯苓的药证:眩悸、口渴而小便不利。因此,茯苓人的体质有非常典型的特征。下面我们从人的角度来解读茯苓的作用。

## 1. 茯苓人的外环境——环境湿浊

茯苓是一味祛湿药物。成方藿香正气散是一首祛湿的方剂,组成为藿香、大腹皮、紫苏、茯苓、白芷、陈皮、白术(土炒)、浓朴(姜汁炒)、半夏曲、桔梗、甘草等,正是在半夏厚朴汤或小半夏汤等方中加了芳香化湿的中药。藿香正气散有解表化湿、理气和中的功效,用于外感风寒、内伤湿滞或夏伤暑湿所致的感冒,除此之外还可以用于治疗山岚瘴气引起的外感疾病。

## 2. 茯苓人的头发——发腻易脱

临床上经常会遇到一些脱发的病人,有学者把头发比作韭菜,认为如果菜地贫瘠没有营养(气血、脾肾亏虚),韭菜自然容易枯萎;如果菜地没有水(津液不足),韭菜也长不好;如果菜地水太多了(水湿过剩),

韭菜会被淹死。

发秃的形成，可因水气上泛巅顶，侵蚀发根，使发根腐而枯落。茯苓能上行渗水湿，而导饮下降，使湿去则发生，虽不是直接生发，但亦合乎"伏其所主，先其所因"的治疗法则。

这里有个岳美中老中医的病例。一位20多岁的男子找到岳美中教授，自诉脱发严重，初始为斑秃，后逐渐连接成片形成光秃。经过仔细检查，岳美中教授发现该男子舌苔厚腻，心情长期沮丧、懊恼，其他则没有什么太大问题。经过反复斟酌，岳美中教授认为这种秃发多因水汽上泛巅顶、侵蚀发根所致。茯苓能上行渗水湿，并导饮下降，使湿去则发可生，遂用单味茯苓汤。嘱咐其准备茯苓500~1000g，研为细末之后，每次服用6g，用白开水冲服即可，每日2次。该病人遵医嘱使用2个月，发已丛生，秃顶痊愈。还有一位十岁少年亦患此证，用上述方法治疗，3个月后也基本痊愈。

### 3. 茯苓人的脑——时有头昏

痰饮上泛除了会导致脑水肿、脑积水、内耳水肿等严重病变外，也会导致某些精神症状。"伤寒，发汗或下后，病仍不解，烦躁者，茯苓四逆汤"。五苓散也有相似功效。

当然茯苓还可以益智。有一则故事，说的是古时候杭州城里有位富翁，其子天性愚钝，后经一位名医指点，服用了用茯苓制作的糕点后，变得聪颖过人，在学业上也一举成名。

如痰饮上泛导致失眠出现，可以使用酸枣仁汤。药物组成：酸枣仁、甘草、知母、茯苓、川芎。

同样如痰饮上泛导致发生抑郁焦虑而出现胸满烦惊谵语、一身尽重等情况，可以选择柴胡加龙骨牡蛎汤。药物组成：柴胡、龙骨、黄芩、生姜、大枣、铅丹、人参、桂枝、茯苓、半夏、大黄、牡蛎。

温胆汤中有茯苓，该方也具有非常典型的方证特点："心胆虚怯，触

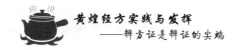
事易惊，或梦寐不祥，或异象眩惑，遂致心惊胆慑，气郁生涎，涎与气搏，变生诸证，或短气悸乏，或复自汗，四肢浮肿，饮食无味，心虚烦闷，坐卧不安。"

**4. 茯苓人的眼——眼睑水肿**

眼睑水肿，老年常见，这种表现常常提示体内有水钠潴留，我认为如果出现这种情况则不是现在合并高血压就是以后会发生高血压。当然，这时候清淡饮食就非常必要了，淡到什么程度，就是淡到茯苓的那种味道。大家可以尝一尝纯正茯苓的味道。

除了眼睛可以看出大湿之外，舌也有必要一看：此种情况下舌体多胖大，边有齿痕，舌面较湿润。

**5. 茯苓人的面——面有褐斑**

葛洪在《抱朴子·内篇》有服茯苓辟谷修炼之故事："任子季服茯苓十八年，仙人玉女往从之，能隐能彰，不复食谷，灸瘢皆灭，面体玉光。"孙思邈也说："茯苓久服，百日病除，二百日昼夜不眠，二年驱使鬼神，四年玉女来侍。"

这些记载多少有点夸张，但是对于脸上的斑，以茯苓为主药的方剂如当归芍药散、归脾丸等都有一定作用。

**6. 茯苓人的心——湿邪凌心**

近代名医张锡纯所著的《医学衷中参西录》记载一故事，大概意思是浙江有位吴姓老翁以种茯苓为生，他的儿媳产后患病，面色泛红，烦躁口渴，心悸不寐，汗出难止，请来一位医生诊治，换了几次药方，病情还未见好转，于是有人建议改用补药调理。次日清晨，老翁即来向提议者道谢，说他儿媳服药后已经痊愈。那位医生听到这个消息信疑参半，匆匆跑去探明究竟，一看药渣，方知所用补药乃是茯苓。姓吴的老翁早就听说茯苓为大补之物，却没想到儿媳服用茯苓煎汤竟有如此神速的疗效。

张锡纯还曾经治疗一妇女，头昏目眩，心中怔忡，呕吐涎沫，严重时不省人事。病人先后看过十多位医生，皆无济于事，鉴于别无其他药物可用，张氏想到茯苓汤，后来病人连服数剂，即告痊愈。

7. 茯苓人的肺——痰湿阻滞

肺容易受水湿侵犯，同样容易贮痰，导致肺失宣肃，而发生咳嗽。关于这个水湿或者水饮内停，肺既是始动者，也是受害者。治宜温肺化饮，宣气制逆。

《世补斋医书》有云："茯苓一味为治痰主药。痰之本，水也，茯苓可以利水；痰之动，湿也，茯苓又可行湿。"该书认为茯苓的化痰之功实与利水渗湿攸关，不无道理。然则利水渗湿之品，并非均能化痰，则茯苓之用，亦有所特殊者。

二陈汤："治痰饮为患，或呕吐恶心，或头眩心悸，或中脘不快，或发为寒热，或因食生冷，脾胃不和。"

金水六君煎是二陈汤去乌梅，加熟地黄、当归滋阴养血，以肺肾并调，金水相生，故适用于年迈者肺肾阴虚、湿痰内盛之证。

苓甘五味姜辛汤主治病证是饮邪逆乱胸中而为胸满，若病证轻者，用之即有治疗效果；若病证重者，最好选用小青龙汤加茯苓，或随证加减变化用药。

半夏厚朴汤治疗痰气交阻的"咽中如有炙脔"。

8. 茯苓人的脾胃——脾虚有湿、胃中停水、肠中有湿

苏辙年少时体弱多病，夏天常因为脾胃弱而饮食不消、食欲不振，冬天则因为肺肾气虚而经常感冒、咳嗽，请了许多大夫，服了许多药物也未能根除。直到苏辙过了而立之年，他向人学习养生之道，练习导引气功，经常服用茯苓，一年之后，以前多年的疾病竟然痊愈。从此后，他便专心研究起药物、养生来，并写了《服茯苓赋并引》一文。文中写道："服茯苓可以固形养气，延年而却老者。久服能安魂魄而定心志，颜

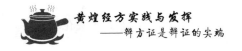

如处子，神止气定。"

很多健脾的方子如四君子汤（人参、茯苓、白术、甘草）、异功散（四君子加陈皮）、六君子（四君子加陈皮、半夏）、归脾丸等都有一定的健脾化湿的作用。

胃中停水相当于蓄水证或者水逆病，针对此，五苓散是一首好方。

当然，如果脾虚肠中有湿出现腹泻可以选择参苓白术丸；如果肠中有积滞可选择保和丸、枳实导滞丸等。

肝气不疏，则肝气乘脾生湿，针对此，可以使用逍遥丸。

9. 茯苓人的小便——小便不利或小便多

《黄帝内经》言："饮入于胃，游溢精气，上输于脾，脾气散精，上归于肺，通调水道，下输膀胱。"则知淡渗之味性，必先上升而后下降，膀胱气化正常，则小便利。《伤寒论》第96条小柴胡汤方后注中记载，"若心下悸，小便不利者，去黄芩，加茯苓四两"；第318条四逆散的方后注中记载，"小便不利者，加茯苓五分"；而真武汤的方后注中记载，"若小便利者，去茯苓"，从仲景用药加减变化中可见，茯苓对改善小便不利具有一定功效。

《汤液本草》提到了茯苓既能利小便，又能止多尿，其云："茯苓，伐肾邪，小便多能止之，小便涩能利之，与车前子相似，虽利小便而不走气。酒浸与光明朱砂同用，能秘真。"

当然，茯苓还可以治疗梦泄白浊。《仁斋直指方》："治心虚梦泄，或白浊，白茯苓末二钱，米汤调下，日二服。"另外有报道称，中药茯苓和穴位敷贴治疗尿潴留有确切的临床疗效。

茯苓还可以治疗阳痿。我们知道植物倒伏的原因有多种，与水相关者大致有两种，一种是大旱，没有水；还有一种就是大水，涝灾。所以男人的这个问题，原因一者可是阴虚，肾精不足；二者就是水多有湿。针对此，含有茯苓的五苓散、真武汤、地黄丸，甚至柴胡加龙骨牡蛎汤等都有机会使用。

茯苓泽泻汤出自《金匮要略·呕吐哕下利病脉证并治》："胃反，吐而渴欲饮水者，茯苓泽泻汤主之。"

猪苓汤："脉浮，发热、渴欲饮水、小便不利者，猪苓汤主之。"（《伤寒论》第 223 条）

桂枝去桂加茯苓白术汤："服桂枝汤，或下之，仍头项强痛，翕翕发热，无汗，心下满，微痛，小便不利者，桂枝去桂加茯苓白术汤主之。"（《伤寒论》第 28 条）

肾气丸："虚劳腰痛，少腹拘急，小便不利者，八味肾气丸主之。""夫短气有微饮，当从小便去之，苓桂术甘汤主之，肾气丸亦主之。""男子消渴，小便反多，以饮一斗，小便一斗，肾气丸主之。""问曰：妇人病，饮食如故，烦热不得卧，而反倚息者，何也？师曰：此名转胞，不得溺也。以胞系了戾，故致此病。但利小便则愈，宜肾气丸主之。"（《金匮要略》）

10. 茯苓人的腿——下肢水肿

茯苓是消水肿的一味好药，尤其是对腰以下的水肿。茯苓是一种传统的生长在松树根部的药用真菌。一般松树的根部不会长出很多草木来，可能与局部浊气过甚相关，但是茯苓却可以在这个环境下生长，从取类比象的角度看茯苓可以祛除湿浊。国内也有人研究了《删补名医方论》所用的药物，发现这本汇集汉唐以来传统方剂精华的著作，其中所用的中药出现频率最高的还是茯苓；又有统计资料表明，在现代有 80% 的处方都离不开茯苓。

《本草纲目》："茯苓气味淡而渗，其性上行，生津液，开腠理，滋水源而下降，利小便，故张洁古谓其属阳，浮而升，言其性也；东垣谓其为阳中之阴，降而下，言其功也。"

《用药心法》："茯苓，淡能利窍，甘以助阳，除湿之圣药也。味甘平

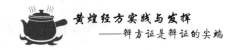

补阳，益脾逐水，生津导气。"

《本草衍义》："茯苓、茯神，行水之功多，益心脾不可阙也。"

《本草正》里的描述更为详细，其言茯苓"能利窍祛湿，利窍则开心益智，导浊生津；祛湿则逐水燥脾，补中健胃；祛惊痫，厚肠脏，治痰之本，助药之降。以其味有微甘，故曰补阳。但补少利多"。

《金匮要略·水气病脉证并治》："皮水为病，四肢肿，水气在皮肤中，四肢聂聂动者，防己茯苓汤主之。"

11. 茯苓人的关节——关节肿胀

关节肿胀疼痛属于中医痹证的范畴。早在《黄帝内经》中即有"风寒湿三气杂至，合而为痹"之说，风寒湿中，祛湿最难。

有研究表明，防己黄芪汤有镇痛抗炎的作用，加味后可以治疗虚弱病人的类风湿关节炎、痛风、膝骨关节炎等。

桂枝茯苓丸加减可以治疗瘀血为主的关节疼痛，因为关节疼痛性疾病多是久病，久病会导致脉络痹阻。张景岳认为："痹者，闭也，以血气为邪所痹，不得通行而病也。"

六味地黄丸的创始人，也是中医儿科的创始人，即宋朝的名医钱乙。钱乙患有风湿病，他就是用茯苓来给自己治疗的。当然他是让自己的亲戚到东山上去采茯苓，据说是先找菟丝子，然后用火烧，当烧到菟丝子根部的时候，就可以找到茯苓了。

12. 茯苓人的气血——气血不畅

史欣德老师认为，中医看病最大的特点就是以简驭繁，也就是说把复杂的问题简单化，你越能把它简单化，你最后的准确率会越高，所以看病应先看阴阳，看完阴阳之后脑子里接下来可能想得比较多的就是另外具体的三样东西——气、血、水。在《伤寒论》《金匮要略》当中，治水、治津液的这类方剂是占了很大比例的。当人生病以后，除了气会乱，血会乱，水也会乱。所以我们治病常要调水，调水就是调人体的津液。

茯苓就是一味调水的要药。茯苓体质的突出表现为水湿内停。

血不利则为水，水湿内停阻滞气机，气血运行不畅，同样会导致瘀血内停。湿邪为病容易合并肝气不舒，这类人多存抱怨，以女性多见，有时候郁郁寡欢不愿表达出来，当然也有整日喋喋不休的。此时，逍遥丸可以考虑使用。

**13. 常用含有茯苓的方剂的经典方证**

五苓散治"太阳病，发汗后，大汗出，胃中干，烦躁不得眠，欲得饮水者，少少与饮之，令胃气和则愈。若脉浮，小便不利，微热消渴"者，及"中风发热，六七日不解而烦，有表里证，渴欲饮水，水入则吐"者。

猪苓汤用治"脉浮发热，渴欲饮水，小便不利"者。

苓桂草枣汤用治"发汗后，脐下悸"者。

苓桂术甘汤用治"心下逆满，气上冲胸，起则头眩"者。

茯苓甘草汤用治"伤寒，厥而心下悸"者。

茯苓四逆汤用治"发汗，若下之，病仍不解，烦躁"者。药物组成：茯苓、人参、干姜、甘草、附子。

防己茯苓汤用治"四肢肿……四肢聂聂动"者。

甘草干姜茯苓白术汤用治"腰以下冷痛，腰重如带五千钱"者。

小半夏加茯苓白术汤用治"呕吐而眩悸"者。

半夏厚朴汤用治"咽中如有炙脔"者。

小青龙汤加茯苓所治为"心下有水气，咳而微喘，兼具小便不利"者。

酸枣仁汤治疗"虚劳虚烦不得眠"者。

真武汤治疗"太阳病，发汗，汗出不解，其人仍发热，心下悸，头眩，身瞤动，振振欲擗地"者及"少阴病，二三日不已，至四五日，腹痛，小便不利，四肢沉重疼痛，自下利者，此为有水气。其人或咳，或小便利，或下利，或呕"者。

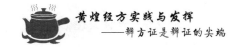

《外台》茯苓饮用治"心胸中有停痰宿水，自吐出水后，心胸间虚，气满，不能食，消痰气，令能食"者。方由茯苓、人参、白术、枳实、橘皮、生姜组成，现代多用于中寒停饮所致心下痞满（或胸满、腹胀）、嗳气、纳差者。

指迷茯苓丸用治"人有臂痛，手足不能举，或时左右转移。此伏痰在内，中脘停滞，脾气不能流行，上与气搏，脾属四肢而气不下，故上行攻臂，其脉沉细者是也。但治其痰，则臂痛自止。及妇人产后发喘，四肢浮肿"者。此治痰第一方也。药物组成：枳壳、芒硝、茯苓、生姜、半夏。

# 附：针刺就是中医的 120

中医有两个宝：经方和针刺。笔者在急诊科工作中多次体验到经方、针刺的神奇和起效之快速。与针刺相比，经方多需要煎煮后饮用，即便是颗粒剂，也需要取药、冲服的时间，而针刺随时可以用上，因此有人说针刺就是中医的 120。针刺起效快，能体现中医急救的有效性、快速性。但愿有一天，针刺能够进入所有医院的急诊科，成为 120 急救的有效措施之一。我在急诊科接诊病人时，会首先通过针刺使病人症状得到部分缓解，然后再处方用药，这样可使病人认可我，对我有信心。

1. 咽喉部疼痛

在急诊科治疗的病种中，上呼吸道感染占半壁江山，很多病人表现为咽部疼痛、咽部异物感、咽喉部痰不易咳出，比较痛苦。针对此，我会立即针刺天容，如果是风热为患的话，还会增加合谷、风池。多数病人的症状当时就会好转。

当然，针刺天容时需要注意进针角度以避免刺到颈动脉。

2. 脑梗死急性期

在抢救室值班常常会遇见脑血管意外。脑血管意外包括脑出血和脑梗死。

脑梗死急性期的病人，如果错过了溶栓的机会就只能保守治疗了。这些病人需要以抗血小板聚集、调血脂为基础，控制血压，抗氧化自由基，营养神经，预防应激性溃疡，必要时使用脱水剂。在脑梗死急性期

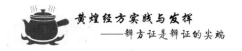
还有一个非常好的治疗方法就是针刺。

某日在抢救室，120送来了一位男性病人，右侧肢体无力6小时。病人大概是下午2点钟在家里电脑前倒下的，家属7点钟到家后才发现病人站不起来了，就让120将其送至我院。病人是一个白净胖子，50岁左右，血压有点高，180/100mmHg，其他如血糖、心率、呼吸还算正常，右侧病理征阳性，右侧肌力基本是0~1级。神志尚清楚，但是言语不利。赶紧行CT检查，没有出血灶，为脑梗死。病人已经过了溶栓的窗口时间，目前所能进行的治疗也就是脑梗死的二级预防了，再用一些脱水剂和脑保护剂，再加泮托拉唑预防应激性溃疡。在病人家属拿药的期间，我就给病人针刺上了，用醒脑开窍法，取穴内关、水沟、三阴交，加患侧曲池、合谷、委中、太冲。针刺后有的穴位留针20分钟。20分钟后，病人的口服药物也才刚刚用完。我让他试一试肌力，神奇的是他能将右侧肢体抬起来了。针刺能快速改善脑梗死的症状！这个病人是尊荣人，就是养尊处优、不愿意活动的人，家属也说他平常很懒，因此，有条件用中药处方的话我会选择黄芪桂枝五物汤或者补阳还五汤，以针药并用。

3. 腹痛

急诊科接诊的腹痛病人很多，病人所患多是急性肠胃炎，也有一些是胆囊结石、肾结石、阑尾炎。当然接诊时仍要排除一些可能引起腹痛的致命性疾病，比如腹主动脉瘤、腹腔脏器破裂等。在接诊时，我会根据病人腹痛的部位选择一些穴位进行指压，如果是中上腹部疼痛即按压足三里、内关，小腹部疼痛即按压三阴交，有很多病人在接受指压后就能很好地缓解症状。

2017年9月9日上午8点多钟，急诊内科门诊来了一位50多岁的阿姨，面色惨白，全身冷汗，捂着肚子，不断地发出"哎哟"的呻吟声，送她过来的同事说病人20分钟前服用了一种药，是昨天病人因腰痛而在医院拿的一种镇痛药，含有可待因和布洛芬。病人服药后很快出现上腹部疼痛，无恶心呕吐，无腹泻，疼痛难以忍受，病人之前没有高血压、糖尿病、冠心病病史。经测，病人血压 120/70mmHg 左右，心率 95 次 / 分，当时我就指压病人足三里，但效果不理想，后立即针刺病人右侧足三里和内关，同时联系床边急诊心电图。心电图未见异常。我又给病人开了血常规、淀粉酶、肝肾功能、电解质等指标的检查单，还开了中药。病人偏胖，面色白，腹痛，冒冷汗，舌质淡红，苔白腻，脉沉细，腹诊剑突下有压痛，明显是阳虚有寒，适宜用桂枝加芍药汤合良附丸。因高良姜没有颗粒剂，就用干姜代替了。处方：干姜 9g，制香附 20g，桂枝 18g，肉桂 3g，生白芍 30g，甘草 9g。病人在留针过程中，还有阵阵疼痛，但是程度明显减轻了，我就又把病人另外一侧足三里和内关针刺上了。病人疼痛减轻后，我让病人抽血检测，同时冲服中药。大约 1 个小时过去后，病人拿着化验单给我看，此时病人疼痛全无，状态完全恢复。还好指标基本都在正常范围。我替病人高兴，我也为世界上还有这样简便廉验的医学感到自豪。

　　还有一个病人，是大概 60 岁左右的男性，因左侧腰腹部疼痛就诊。病人疼痛以腰部为主，且主动告知以前得过肾结石。这一次我并没有针刺足三里，而是针刺了左侧天枢，将针尖指向疼痛的部位，针刺后提插、捻转，按照泻法来行针，针刺后留针，让病人去做检查。结果显示还是结石，只是结石已经到输尿管下段了。检查过程大约也就 20 分钟，检查结束后病人的疼痛缓解，我再让病人多饮水做跳跃动作，也开了一点中药饮片（记得是大柴胡汤，但是要第二天才能拿到），后来病人的结石是否及时排出尚不清楚。

　　2017 年 10 月 28 日上午 7 点钟左右来了一个民工，诉腹痛、呕吐 1 天。病人腹痛性质主要是胀痛，部位以上腹部为主，没有发热，呕吐物初始为胃内容物，后来为淡黄色液体。到诊室后，我又详细地为他做检查。其生命体征还算平稳，上腹部有点膨隆、胀满，我随即给他针刺双侧内关、足三里，给予强刺激、泻法。病人既往有结肠息肉手术史。我给病人开了一些检查项目，如血常规、肝肾功能、电解质、淀粉酶、心电图、消化道B超、立位腹平片等，病人诉只带了300多元钱，我就没有收取他的针刺治疗费，让他先去做检查。针刺后留针3分钟左右，病人说腹痛好转，然后去做相关检查。我下夜班时把这个病人交给下一班医生。后来检查显示病人肠梗阻，可能存在肠扭转，尽管接受针刺治疗，病人还是有腹痛、呕吐，而且据说呕吐物呈粪便样，这很可能是结肠梗阻。在临床上，腹痛的病因还是比较复杂的，单纯中医药干预有一定挑战，应该在治疗的同时，明确原因，以免耽误病人病情。

### 4. 阵发性室上性心动过速

2017年9月6日凌晨2点左右，我刚刚躺下，一阵急促的敲门声让我心跳加速，于是赶紧起身。平诊送进来一位快速性心律失常的病人，病人既往有高血压、糖尿病、胰腺占位、冠心病等病史，既往有阵发性室上性心动过速病史，伴有胸闷症状。急诊科的护士非常麻利，建立静脉通道、心电监测、吸氧，打电话给心电图室。病人心率在150次/分左右，考虑是阵发性室上性心动过速发作，我拿起压舌板，刺激病人咽部和舌根让病人作恶心欲吐状，但无效。这时候心电图检查已经完成了，还在出报告时，我拿出口袋里的针灸针，局部消毒后，刺入病人内关，病人局部感觉疼痛，我就持续捻针，小角度、力轻，并嘱咐病人深吸气做屏气状，我盯住心电监护仪上的心率变化，大约持续捻针1分钟后监护仪上的心率下降至80次/分左右，也出现明显的p波了，我知道病人恢复窦性心律了。这时候心电图医生还在出报告，我请她再做一次心电图检查，结果显示恢复窦性心律，病人胸闷症状也消失了。后来复查的血常规、心肌酶谱、肝肾功能、电解质等指标尚在正常范围。后病人自行离院。

我在想，这个内关应该就是中医里的维拉帕米或者胺碘酮啊！对于反复发作的阵发性室上性心动过速的预防，目前西医还是主张进行射频消融。经方中炙甘草汤、桂枝甘草汤、桂枝加龙骨牡蛎汤、温胆汤等亦值得考虑。

### 5.急性酒精中毒

2017年11月10日凌晨2点半左右120送来一位饮酒后昏睡的病人。这个病人查体极不配合，瞳孔偏小，病理征未引出，血压、心率尚平稳。送病人来的人说该病人喝了六七瓶啤酒，意识不清已1个多小时，有呕吐、鼻衄，呕吐物为淡红色液体。我先给病人针刺了涌泉，然后又针刺了水沟，同时给予了保护胃黏膜药物、补液治疗。我一般不用醒脑静、纳洛酮催醒，因为我觉得针刺催醒比这两个药物更好。有时候我还会用一点维生素 $B_6$ 肌内注射，同时使用葡萄糖氯化钠补液，两者也有一定的促进酒精排泄和代谢的作用。大约过了2小时，这个有意识障碍的酒精中毒病人就完全清醒了。

还有一次，大约晚上8点钟120送来一个中年男性。病人在酒桌上晕倒，意识丧失，大约四五分钟后苏醒，但是仍头昏、出汗。这个病人面色有点惨白，精神非常萎靡，不像是典型的喝醉酒的样子。到了抢救室，我们立马对其进行心电监护，为之建立静脉通道等，病人血压60/40mmHg，血气分析乳酸值升高，综合以上症状，我们怀疑病人出现了休克，于是快速补液扩容，且很快用上了升压药多巴胺。这时候当然针刺也少不了，我还是针刺水沟，又加了足三里，也用了维生素 $B_6$ 肌内注射。经询问，家属说病人今天喝的白酒量连250ml都不到，但是这几天吃了头孢类药物。我知道这是发生双硫仑样反应了，现在也只能对症处理了。再完善检查，排除了心源性休克、脑血管意外、电解质紊乱等情况。说来也奇怪，经过处理后病人血压很快就上来了，面色也改善了很多。大约过了2小时，病人说自己已经完全恢复了，故升压药物逐渐减停。在这里针刺治疗起到了很好地促进疾病缓解的作用。需要告诫大

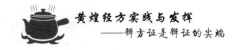

众的是，服用头孢类药物（还有甲硝唑）的病人千万不要喝酒，因为这可能会导致死亡，这是用很多生命换来的教训。酒后胃部的不适，我多选择半夏泻心汤来调理。

6.高血压

高血压急症是急诊室的常见病，它可以危及心、脑、肾、眼等靶器官，有时候脑血管意外后非常容易出现血压明显升高，这也可能是机体的一种保护。

2017年9月21日抢救室来了一位85岁的老奶奶，是因左上肢乏力入院的，病人既往有高血压、糖尿病病史，平诊时测量血压228/110mmHg左右，就诊后转入抢救室，病人除了有点头昏，并没有什么明显不适的症状，没有肢体偏瘫，也没有胸闷气喘。当然来了之后还是需要完善很多检查的。转入抢救室后病人血压仍然很高，最高达到237/105mmHg，我当时考虑病人相关检查还没有完善，其本人也没有明显的高血压急症的表现，就暂时针刺双侧太冲、涌泉、三阴交。一般来说，针刺这三个穴位后，病人多会感到很痛，但这个老奶奶可能反应迟钝吧，并没有感觉到疼痛，而仅仅说有点酸。针刺后我还给了补泻手法的泻法，说来也是神奇，10分钟左右后病人血压就下降到190/90mmHg了。我让病人行CT检查，结果提示腔隙性脑梗死。CT检查报告回来后病人血压最低已降低至172/77mmHg，但是大约1小时后，病人血压又再次升高了。后来只有把西医的降压治疗方案用上去了。

2017年10月16日的夜班，抢救室来了一位80岁的老爷爷，自诉近1天头昏，恶心纳差，无视物旋转，无发热，当天下午在家中测血压190/100mmHg左右，自服降压药物奥美沙坦、美托洛尔效果不理想。既往有高血压、冠心病、腔隙性脑梗死病史。入院后查体也显示病人没有神经定位体征，病人头昏可能是高血压引起的。再看看这个人，偏瘦，舌质淡红，苔薄白，脉弦，考虑为肝阳上亢，就先针刺太冲、涌泉，且太冲透涌泉。大约 30 分钟后，病人心电图、头颅 CT 检查都结束，其血压已经在 150~160/80~100mmHg 波动了，再问得知病人头昏症状也好转了。

7. 急性扭伤

急性扭伤在骨科比较常见，对于急诊内科来说，能处理好这样的病人也不容易。2017 年 10 月 27 日晚上急诊内科来了一位 30 多岁的小伙子，主诉是上半身左半边不能转动，颈部、胸部、肩部转动时候疼痛明显。病人自己猜测可能是打羽毛球时扭伤了。我当时建议病人去骨科就诊，因为首诊负责制，就先给他查了血常规、C 反应蛋白、心电图，结果显示都正常。我建议病人还是去骨科看一下，这个病人拿着病历本到骨科咨询了一下，值班医生说不是骨科问题，病人就又过来了。这时候我想，半身活动障碍，不排除中枢神经性病变、颈椎胸椎病变，应该给他开一些相关检查。后来一想，可以先试一下针灸啊，我随即拿起放在电脑前的针灸针，针刺病人水沟，捻针同时让病人转动上半身，大约针刺 10 秒钟后病人自诉病情明显好转，能转动颈部、胸部了。我看到病人眼睛有点红，猜其可能是被疼痛刺激到了，就让病人先休息，半分钟后再捻针，这次病人左肩部也能上抬了，病人说了一句："针灸真神。"后来留针 20 分钟左右。病人离开前我追问了一下情况，病人说已经和平时差不多了。也不知道这个病人的情况后来有没有反复。现在我回过头来想，如果使用经方，效果可能没有这么快，但是可以在针刺治疗后开一点方剂给他以加强效果。再看看这个小伙子，形体还算壮硕，其项背部、肩背部疼痛不能活动也符合"项背强几几"，综上，我会选择葛根汤。

8. 呃逆

呃逆一病，临床很常见，但是来急诊看病的不多。呃逆治疗有很多方法，如取嚏、惊吓、吸气等。呃逆，很多可以自行缓解，如果是顽固性呃逆就比较痛苦了。

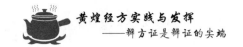

　　某个下午，急诊门诊来了一位从消化科转过来的因呃逆就诊的病人，病人比较瘦弱，已经持续呃逆三四天了，而且昼夜不停，无法入睡，非常疲乏。既往有淋巴瘤病史。我仔细看了一下这个病人，面色暗红，憔悴，抑郁，消瘦，面部棱角挺清楚，呃逆声并不很重，舌淡红，苔薄白，脉弦。腹诊：两侧腹部有抵抗。对呃逆的治疗我算是很有经验了，以前在本科实习时就可以通过针刺给病人治疗了，而且效果都还不错。我取穴一般以涌泉为主，根据情况会再随证加些其他穴位。这次我还是以涌泉为主，又加了足三里。在针刺后，病人很快就停止了呃逆，还直说："神，真是神，我今天遇见神医了。"起针后，我给他开了四逆散。但是这个病人后面的情况我就不是很清楚了。

　　针对不同体质病人的呃逆，有几首经方可以选择，如旋覆代赭汤（《伤寒论》第161条载"伤寒发汗，若吐若下，解后心下痞硬，噫气不除者，旋覆代赭汤主之"），芍药甘草汤（主脚挛急，可以缓急止痛，解痉，对骨骼肌、平滑肌痉挛有效），竹叶石膏汤（《伤寒论》第397条载"伤寒解后，虚羸少气，气逆欲吐，竹叶石膏汤主之"），橘皮竹茹汤（《金匮要略·呕吐哕下利病脉证治》载"哕逆者，橘皮竹茹汤主之"）。当然有些病人也可以使用桂枝茯苓丸。

　　9. 气喘短气

　　对于心肺功能障碍引起的呼吸困难，临床需要寻找确切原因，看到底是慢性阻塞性肺疾病急性加重期、心衰导致，还是呼吸衰竭导致。中医药及针灸干预在缓解症状、争取时机上存在优势吗？由于中医药干预的滞后性，汤药立竿见影的效果可能很难达到。那此时就需要针灸了。对于呼吸困难病人的治疗来说，针刺时常常要取肺俞、心俞、定喘等背部穴位。针刺可能真的有效，但是值得我们探讨的是这种治疗方法的安全性，比如是否会发生气胸。如果针刺安全性不高，那又该用什么办法来替代呢？

病房里有一位慢性阻塞性肺疾病急性加重期的病人，病人入院后接受了抗感染、止咳平喘的治疗，但是出现了胸闷气喘加重，端坐呼吸，测血压 190/100mmHg，两肺有哮鸣音，按照常规处理，应给予控制血压方法以减轻心脏后负荷，但是这个处理最快也要 5 分钟才起效，如何在这 5 分钟内发挥中医药的疗效，就变得很重要了。因为病人是端坐位，我立即用力按压其肺俞、心俞穴位，以使病人感觉到背后穴位处的酸胀。按压时发现病人后背有条索样的东西。说来非常奇怪，按压 3 分钟左右，病人气喘症状好转，再测血压发现血压逐渐下降，后稳定在 140/70mmHg 左右。在使用硝酸甘油前，病人的症状已明显缓解。

还有一个慢性阻塞性肺疾病急性加重期的病人，咳痰喘急性加重，是晚上从急诊过来的。病人到科室后，仍有明显气喘。这个病人是位很瘦的男性，我按压了病人肺俞、肾俞后，其喉中的鸡鸣声减轻，自觉气喘症状减轻。

因此，对于背部针刺取穴有风险的病人，我们可以用指压代替针刺，这也让我认为穴位埋线治疗还是有一定道理的。

10. 颈部不适

在门诊中有很多颈椎病病人。如何在短时间内缓解病人颈部不适？有人会取颈夹脊，但是这个穴位针刺起来不方便，耗费时间，并且限制了病人颈部活动。我常常会取后溪。这个穴位为手太阳小肠经的输穴，又为八脉交会之一，通于督脉，属小肠经，有舒筋利窍、宁神之功，主治头项强痛、腰背痛、手指及肘臂挛痛等痛证，以及耳聋、目赤、癫狂痫、疟疾。

记得在门诊时我曾治疗过一位耳鸣、颈部不适的青年女性病人，我听完其主诉之后随即针刺后溪，在针刺过程中又让病人自行活动颈部，后在询问病史的几分钟里，病人说颈部不适消失，而且耳鸣症状也好转了。一周后复诊，耳鸣消失。

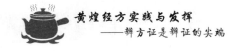
### 11. 腰痛

每次我在肾内科门诊出诊时，都会遇到多个腰部酸痛的病人，后来我就寻找快速缓解腰痛的简便方法，发现针刺治疗最好不过了。我选择过委中、肾俞、水沟，有效果，但是针刺这些穴位要么令病人很痛，要么操作起来不方便。后来我选择了天枢，多数病人在接受针刺天枢后，在诊室中就能缓解腰痛；如果不能缓解，我还会在腰部找阿是穴针刺，病人腰痛的缓解率会提高。

针刺治疗对因肾结石出现的腰痛也有效果。曾经我们科的一个护士出现了剧烈腰痛，B超提示有肾结石，在急诊接受了解痉止痛治疗后当时好转，但是因为结石没有排出来，疼痛反复。我就给她针刺双侧天枢穴，并嘱其多喝水，针刺后没多久她的腰痛就好转了，我又嘱咐她多跳动，这样结石也很快排了出来。

经方和针灸是中医的两大法宝。中医是可以救急的，针刺就是中医的120，对此我深信不疑。当然，针刺治疗也并不是对每个人都很有用，这一点我会继续总结、学习、思考。另一方面，现代医学对很多疾病治疗的有效性并不乐观，并且有些治疗方案存在争议，从这一点来看，结合经方、针灸的综合治疗方案或者整合治疗方法值得进一步研究。